まるごとわかる！
生活習慣病

京都医療センター臨床研究センター予防医学研究室 室長 **坂根直樹** 著

南山堂

はじめに

　日本では食生活やライフスタイルの近代化と高齢化に伴い，糖尿病をはじめとする生活習慣病が増えています．生活習慣病は，食べ過ぎや運動不足だけで発症するわけではありません．その発症には疾患になりやすい体質に加え，さまざまな生活習慣が複雑に関係しています．

　筆者の所属する京都医療センター臨床研究センター予防医学研究室では生活習慣病を予防するプログラムの開発や効果の検証を行っています．研究室のモットーは「楽しくてためになる」です．いかに患者や地域住民の方に，生活習慣病発症のリスクが高いことに気づき，健康的な生活習慣を身につけてもらえるかを日々，研究しています．

　患者や住民にとって最も身近で，困ったときの相談相手となり，親身になってアドバイスができるのは，看護師・保健師の皆さんです．しかし，生活習慣病の知識が十分でなければ正しい情報を伝えることはできません．たとえば，療養指導を行っていると，患者から「間食をやめるとストレスがたまる」「運動する時間がない」などと言い訳されてしまうことも多いでしょう．知識を身につけることで，そのような言い訳に対しても上手な返答ができるとよいですね．

　本書は看護師・保健師をはじめとする医療従事者とそれを目指す学生の皆さんが生活習慣病とその治療や予防法について学ぶ入門書です．筆者らの研究室で開発された生活習慣病を予防するノウハウが満載されています．第1章では，生活習慣病の定義や疫学について学びます．特に，疫学について扱った頁では「もしも，100人の日本人の村があったら？」と題して，日本人における生活習慣病の現状や生活習慣の特徴について楽しく学べるように執筆しました．第2章では，読者の皆さんが出会う機会の多い代表的な生活習慣病について，その疾患の概要，検査・診断，治療，ケア・患者指導のポイントが具体的に学べます．第3章では，生活習慣病の代表的な治療法について，その治療の目的，方法，患者指導のポイントが実践的に学べます．また，コラムでは，最近の生活習慣病のトピックスについて紹介しています．また，何よりも全体をとおして，かわいいイラストが内容の理解を深めてくれるでしょう．

　最後になりましたが，本書の発刊にあたり大変お世話になりました南山堂の松村みどりさん，最新の生活習慣病予防のノウハウを追い求め続ける予防医学研究室のスタッフ，楽しくてためになる保健指導の学習会であるさんまの会のメンバーに感謝します．

2018年8月

京都医療センター臨床研究センター予防医学研究室　坂根　直樹

CONTENTS

第1章 生活習慣病の基礎知識 ... 1
1 生活習慣と生活習慣病 ... 2
2 生活習慣病・生活習慣のデータ ... 8

第2章 疾患別 知っておきたい知識とケア ... 15
1 肥満・肥満症 ... 16
2 糖尿病 ... 24
3 高血圧 ... 34
4 脂質異常症 ... 44
5 メタボリックシンドロームと特定健診・特定保健指導 ... 52
6 痛風・高尿酸血症 ... 62
7 脂肪肝 ... 68
8 慢性腎臓病 ... 74
9 閉塞性睡眠時無呼吸症候群 ... 80

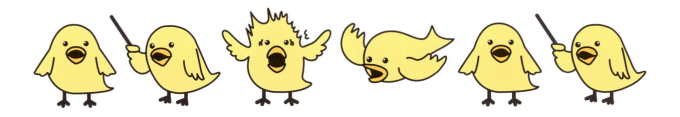

第3章 生活習慣病の治療 ……87

1 減量とリバウンド予防 …… 88
2 食事療法 …… 94
3 運動療法 …… 102
4 禁煙 …… 110
5 禁酒・節酒 …… 116
6 睡眠衛生 …… 122

COLUMN

COPD …… 7
歯周病 …… 43
大腸がん …… 101
骨粗鬆症 …… 109

索引 …… 129

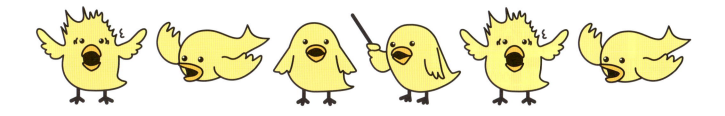

本書の特徴

　本書は3章構成となっています．知りたい内容の項目から読んでいってももちろん構いませんが，第1章から読み進めることで，生活習慣病一般の基礎知識，個別の疾患，代表的な治療法について順番に理解することができます．

第1章　生活習慣病の基礎知識

　生活習慣病一般のことについて解説しています．生活習慣病とはどのような病気なのかについてや，さまざまな調査からみた日本における生活習慣病や生活習慣に関するデータについて紹介します．

第2章　疾患別　知っておきたい知識とケア

　肥満，糖尿病，高血圧，脂質異常症といった代表的な生活習慣病のほか，痛風（高尿酸血症），脂肪肝，慢性腎臓病，閉塞性睡眠時無呼吸症候群など，患者数は多いですが，実はこれまで学ぶ機会が少なかったであろう疾患についても取り上げました．それぞれの疾患について，どのような疾患なのか，どのような検査を経て診断を行うのか，どのような治療を行うのか，ケアや患者指導を行うときに気をつけるポイントはなにか，について解説をしています．また，これらの生活習慣病と密接に関わっているメタボリックシンドロームや特定健診・特定保健指導についても取り上げました．

第3章　生活習慣病の治療

　減量や食事療法，運動療法など，生活習慣病患者の多くが共通して取り組まなければならない治療法について解説します．また，禁煙や禁酒・節酒，良い睡眠も生活習慣病の予防・治療に必要となりますので，それぞれどのようにしたらよいのかについて取り上げました．

POINT 1

豊富なイラストで「見てわかる」！

なんだか，ややこしそう…と思われる内容も，イラストをふんだんに使うことで理解しやすくなるように解説しています．

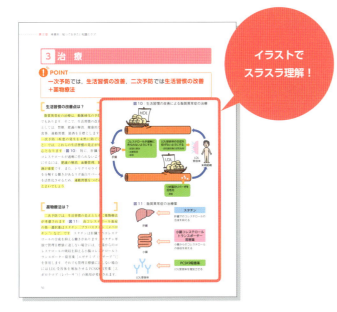

イラストでスラスラ理解！

POINT 2

要点がわかりやすい！

各項ごとに，その内容のポイントを示しました．また，本文の重要な箇所にはマーカーも引かれているので，要点を効率よく理解することができます．

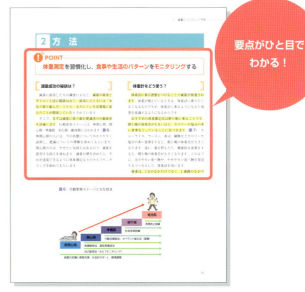

要点がひと目でわかる！

POINT 3

語呂合わせやたとえで記憶に残りやすい！

さまざまな語呂合わせやたとえを交えて，わかりやすく，そして覚えやすくなるようにしました．自身の理解だけでなく，患者指導にも活かすことができるでしょう．

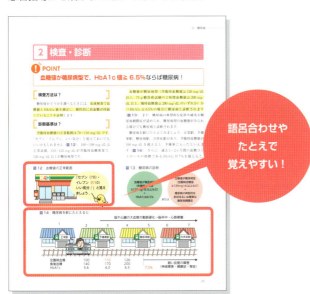

語呂合わせやたとえで覚えやすい！

POINT 4

ケア・患者指導のポイントも充実！

第2章，第3章の各項目の末尾には，ケアや患者指導に関するポイントをまとめました．日々の業務に活かせるヒントが満載です．

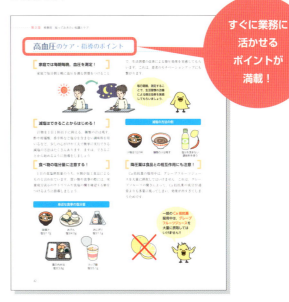

すぐに業務に活かせるポイントが満載！

第 **1** 章

生活習慣病の基礎知識

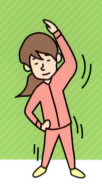
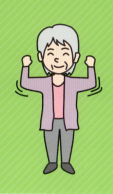
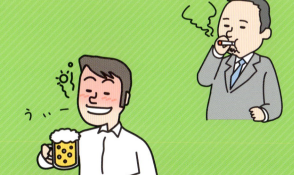
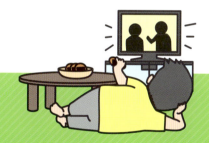
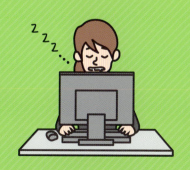

1 生活習慣と生活習慣病

生活習慣病は，生活習慣，すなわち日々の生活の積み重ねが大きな要因となって起こる病気です．そのため，本人の努力によって予防できたり，改善が望める病気でもあります．また，生活習慣は健康寿命にも大きな関係があります．健康的な生活習慣は，健康で長生きするためには欠かすことができないのです．

1 生活習慣病とは

> **! POINT**
> **生活習慣**が**発症・進行に関与**する疾患群

ヒトはなぜ，病気になるの？

病気になる原因には，ウイルスや細菌などの病原体やPM2.5などの有害物質，さらに遺伝的な素因に加えて，生活習慣と加齢があります（**図1**）．これらのうち，不健康な生活習慣が生活習慣病の発症に深くかかわっています．

生活習慣病とは？

生活習慣病とは，「食習慣，運動習慣，休養，喫煙，飲酒等の生活習慣が，その発症・進行に関与する疾患群」と定義されています．ただし，生活習慣が悪いからといってすべての人が生活習慣病になるわけではなく，発症には生活習慣に加え，遺伝や環

図1 病気の原因

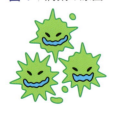 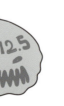 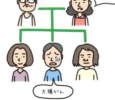 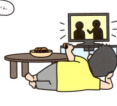

病原菌　　　有害物質　　　遺伝　　　生活習慣　　　加齢

境などの因子が関わっています（図2）．

代表的な生活習慣病には，2型糖尿病，高血圧，脂質異常症，高尿酸血症，大腸がん，肺扁平上皮がん，慢性気管支炎，肺気腫，アルコール性肝障害，非アルコール性脂肪肝，歯周病などがあります．生活習慣病の患者数は増加していますが，その理由として，ライフスタイルの近代化と高齢化が挙げられます．表1に，主な生活習慣病で医療機関に通院・入院している患者総数を示します．

図2｜生活習慣病の原因

生活習慣病 ＝ 遺伝因子 ＋ 生活習慣因子 ＋ 環境因子

表1｜主な生活習慣病の患者数

生活習慣病	患者数
高血圧症	1,010万8,000人
糖尿病	316万6,000人
脂質異常症	206万2,000人
慢性腎不全	29万6,000人
歯周病	331万5,000人

（厚生労働省：平成26年（2014）患者調査の概況より）

ひとくちメモ
世界で健康を脅かす要因
　世界保健機関（WHO）は，2004年の調査をもとに，世界の死亡や医療負担の原因となる疾患として，①高血圧（12.8％），②喫煙（8.7％），③高血糖（5.8％），④運動不足（5.5％），⑤過体重・肥満（4.8％），⑥高コレステロール（4.5％）が考えられると報告しています．
　日本やアメリカ，ヨーロッパなどの先進国では，危険因子として，喫煙，高血圧，過体重・肥満などが問題となるのに対して，発展途上国では，低体重児，高血圧，エイズなどの感染のおそれのある安全でないセックスが問題となっています．

---

2 健康的な生活習慣とは

 POINT

禁煙，運動，節酒，適正時間の睡眠，適正体重，バランスのとれた食事を心がける

健康的な生活習慣とは？

1980年，アメリカのブレスロー博士によって，健康的な7つの生活習慣と寿命が関連することがはじめて報告されました．その7つの生活習慣とは，禁煙，定期的な運動，節酒または禁酒，7～8時間の睡眠，適正体重の維持，朝食をとる，間食をしない，です（表2）．たとえば，45歳の男性ではこれらのうち6つ以上の健康的な生活習慣をしている人の平均余命が33年だったのに対して，3つ以下の人の平均余命は22年でした．日本でも貝原益軒が『養生訓』で，健康で長生きするために心がけるべきこととして，「腹八分目」などといった身体の養生のほか，精神の養生や居住環境などについても説いています（図3）．

逆に，不健康な健康習慣と寿命について，ブラッ

クジョーク的なものもあります．1974年にハーバード大学の栄養学のジーン・メイヤー教授がフロリダの新聞で発表したのが「あなたの夫を早死にさせる10か条」です（図4）．

表2 | 健康的な生活習慣

	ブレスロー	健康的な生活習慣スコア
禁煙	禁煙	禁煙
運動	運動	1日に30分以上または週に5時間以上
節酒	節酒または禁酒	節酒または禁酒
睡眠	7〜8時間	5.5〜7.4時間
食事	朝食をとる，間食をしない	果物，魚，牛乳
体重	適正体重	BMI21〜25

(Breslow L, et al: Prev Med, 9(4):469-483, 1980，Eguchi E, et al: Eur Heart J, 33(4):467-477, 2012 より作成)

図3 | 貝原益軒

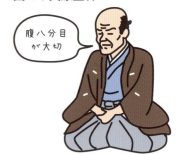

図4 | あなたの夫を早死にさせる10か条

1. 太らせなさい．
2. 座りっぱなしにさせておきなさい．
3. 飽和脂肪酸をたくさん与えなさい．
4. 塩分の濃い食事に慣れさせなさい．
5. コーヒーをがぶ飲みさせなさい．
6. アルコールをうんと飲ませなさい．
7. タバコを勧めなさい．
8. リラックスさせないようにしなさい．
9. 夜遅くまで起こしていなさい．
10. 始終がみがみ言いなさい．

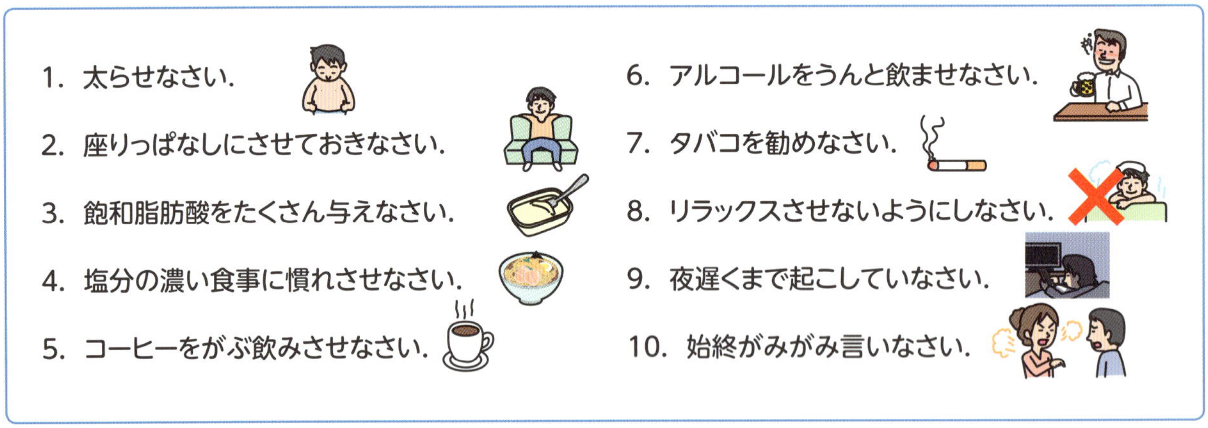

(Ten Quick Ways to Kill Your Husband)

3 健康寿命とは

!POINT
健康上の理由で日常生活が制限されることなく過ごせる寿命

【健康寿命とは？】

どんなに元気な人でも，だんだん元気がなくなり，最期は誰かに看取られながら一生を終えます．これを一般的に「寿命」といいますが，健康上の理由で日常生活が制限されることなく過ごせる寿命のことを「健康寿命」といいます．2016年の日本人の平均寿命は，女性87.14歳，男性80.98歳です．

それに対して，健康寿命は女性74.79歳，男性72.14歳でした．平均寿命と健康寿命の差（不健康な期間）は，女性12.35年，男性8.84年になります（図5）．

なお，以前と比べ，健康寿命は延びてきていますが，その理由として，要介護になる大きな原因である脳血管疾患になる人が，生活習慣の改善で減ってきていることが考えられています．

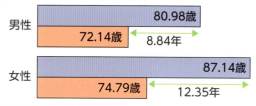

図5 | 平均寿命と健康寿命

健康寿命を延ばすには？

年老いたとき，誰かのお世話になる理由はいろいろです．高齢社会白書（平成29年版）によると，65歳以上で介護が必要となった主な原因をみると，脳血管疾患（17.2％）が最も多く，次いで認知症（16.4％），高齢による衰弱（13.9％），骨折・転倒（12.2％）と続きます．その原因となるのが高血圧や2型糖尿病，脂質異常症などの生活習慣病です．さらに，これらの生活習慣病の原因となるのが，不健康な生活習慣です．20代で就職し，結婚して子どもにも恵まれ，管理職となり，定年を迎え，夫婦でセカンドライフを楽しもうと思ったときに脳卒中や心筋梗塞で倒れる人もいます．

また，高齢になると足腰が弱くなるため，誰かのお世話にならなければならない場面も多くなるでしょう．多くの高齢者は，亡くなる直前まで元気に活動して「ピンピンコロリ（PPK）」と逝くことを願っています（図6）．健康寿命を延ばすには，要介護の原因となる生活習慣病にならないことが大切です．そのために，健康的な生活習慣を身につけましょう（図7）．

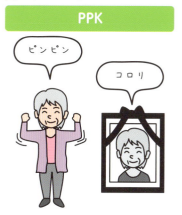
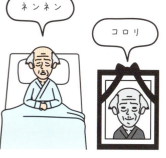

図6 | PPKとNNK

図7 寿命と健康寿命

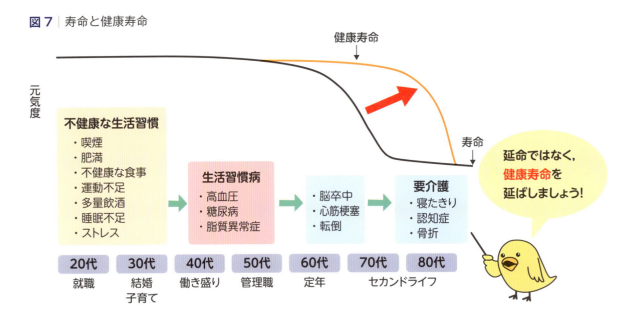

COLUMN
COPD

COPDとは？

COPDとは，慢性閉塞性肺疾患（chronic obstructive pulmonary disease）の略です．喫煙が原因で気管支や肺に障害が起こる病気です．NICEスタディ（2001）によると，日本には500万人以上のCOPD患者がいると推定されていますが，患者調査（2014）では，約26万人とされているので，そのほとんどの人が未診断の状態である可能性があります．天候により咳がひどくなったり，風邪をひいていないのに痰がからんだりする人，歩行や階段の昇り降りなどで息切れを感じるようになった人は要注意です（図1）．

予防するにはどうしたらよい？

しかし，早めに禁煙すればするほど，肺機能の低下を防ぐことができます（図2）．

なお，1秒間に一気に吐いた息の量（1秒量）を測定することで，肺年齢（同性・同年代の標準値と比較して自分の呼吸機能がどの程度なのかを示す指標）がわかります．タバコを吸っている患者には，禁煙への意識を高めるためにも一度，チェックを勧めてみるとよいかもしれません．

図1 | COPDの症状

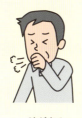
咳が出る

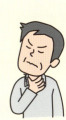
痰がからむ

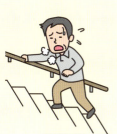
息切れする

図2 | 喫煙・禁煙と肺機能

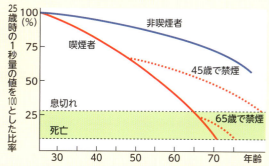

(Fletcher C, et al: Br Med J, 1 (6077) :1645-1648, 1977を改変)

2 生活習慣病・生活習慣のデータ

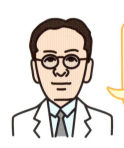

厚生労働省による各種調査の結果などをもとに，日本人の生活習慣病や生活習慣の傾向について解説します．本項では，理解がしやすいよう「もしも，100人（200人）の日本人の村があったら」というたとえ話を用いて考えていくことにしましょう．

1 日本の人口比率と生活習慣病の罹患率

❗POINT
高齢者の比率が増加．**高血圧**や**非アルコール性肝疾患**をもつ人が多く，生活習慣病で多くの人が通院している

もしも，100人の日本人の村があったら？

日本という国には1億2,652万の人がいます（2018年6月1日）．とても数が多いので，日本を100人の小さな村（日本村）に縮小して考えてみましょう（図1）．

人口の比率は？

日本村では，51人が女性で，49人が男性です（図2）．生まれたときは男性の方が多いのですが，50代になると女性の割合の方が多くなります．これは男性の方がいろいろな病気になりやすくて，亡くなる人が多いからです．

12人が子どもです．88人が大人で，そのうち28人が65歳以上の高齢者です．昔に比べると元気なお年寄りが増えてきました（図3）．

生活習慣病の罹患率・通院率は？

日本村には，生活習慣病の人がたくさんいます（図4）．

34人が血圧が高く，8人が血糖が高く，8人が糖尿病予備軍です．

2人がアルコールで肝臓が傷ついています．

28人がアルコールを飲まないのに肝臓が傷ついています．

日本村の医療機関はいつも混んでいます（図5）．

高血圧で通っているのが8人です．
糖尿病で通っているのが2人です．
脂質異常で通っているのが2人です．
肺が悪くて通っているのが1人です．
歯周病で通っているのが3人です．

2. 生活習慣病・生活習慣のデータ

図1 | もしも，100人の日本人の村があったら

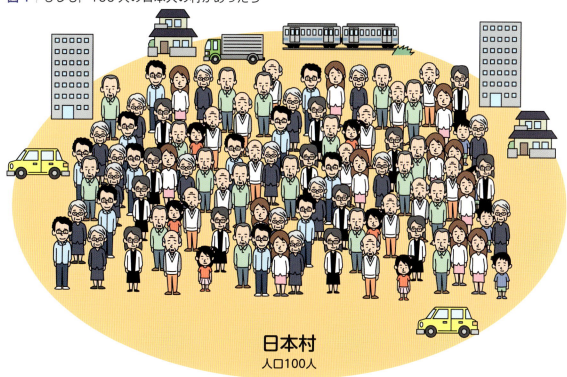

日本村
人口100人

図2 | 男女別人口比率

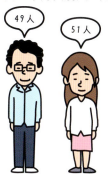

49人　51人

図3 | 年齢別人口比率

子ども 12人　大人 88人

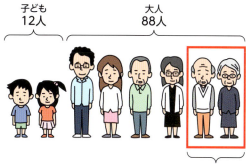

高齢者が増えてきています．

高齢者 28人

図4 | 生活習慣病の罹患率

高血圧症	糖尿病	糖尿病予備群	アルコール性肝障害	非アルコール性脂肪性肝疾患
34人	8人	8人	2人	28人

図5 生活習慣病の通院率

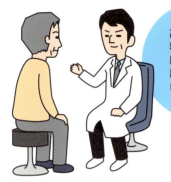

高血圧：8人
糖尿病：2人
脂質異常：2人
肺の疾患：1人
歯周病：3人

[**死因は？**]

　日本村の人は，どのような原因で死を迎えるのでしょう（図6，表1）．
　30人ががんで亡くなります．
　16人が心臓の病気で亡くなります．
　11人が脳の病気で亡くなります．
　10人が肺炎で亡くなります．
　3人が老衰で亡くなります．
　<mark>若いころはがんや自殺で亡くなる人が多いのですが，お年寄りになると肺炎で亡くなる人が増えてきます</mark>．

図6 死　因

がん	心臓の病気	脳の病気	肺炎	老衰
		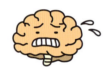		
30人	16人	11人	10人	3人

表1 主な生活習慣病の患者数・死亡者数など

生活習慣病	推　計	患者数	割　合	年間医療費	年間死亡者数
高血圧症	4,300万人	1,010万8,000人	男性34.6%, 女性24.8% (20歳以上)	1兆8,513億円	6,726人
糖尿病	1,000万人	316万6,000人	男性16.3%, 女性9.3% (20歳以上)	1兆2,196億円	1万3,327人
糖尿病予備軍	1,000万人				
脂質異常症		206万2,000人	男性9.8%, 女性17.3% (20歳以上)		
慢性腎臓病 (CKD) 透析		1,330万人 32万448人		1兆5,346億円	2万4,560人
慢性閉塞性肺疾患 (COPD)	530万人	26万1,000人	8.6% (40歳以上)	1,460億円	1万5,756人
歯周病		331万5,000人			
アルコール性肝障害	200〜 300万人				
非アルコール性脂肪肝 (NAFLD)・脂肪性肝炎 (NASH)	1,200〜 3,600万人				

高血圧症の割合：収縮期血圧140mm Hg以上，慢性腎臓病の死亡：慢性腎不全（1万5,739人）＋急性腎不全（3,571人）＋詳細不明の腎不全（5,250人）とした.
〔患者調査（平成26年），国民健康・栄養調査（平成28年），国民医療費の概況（平成26年度），人口動態統計（平成27年）他より作成〕

2 生活習慣に関するデータ

! POINT

早食いで外食などの習慣がある人，運動不足，睡眠不足の人が多い

もしも，200人の日本人の村があったら？

　ここからは，国民健康・栄養調査の結果をもとに，日本村の人口を男性100人と女性100人，合計200人として考えてみましょう（図7）.

体格は？ (図8，表2)

　男性の30人，女性の19人が太っています.
　男性の4人，女性の11人がやせています.
　男性は20〜30代で太り，女性は加齢とともに徐々に太ります.

　ところが，最近の日本村では，若い女性の栄養不足やお年寄りの栄養状態の悪さ（低栄養）が問題と

第1章 生活習慣病の基礎知識

図7 | もしも，200人の日本人の村があったら

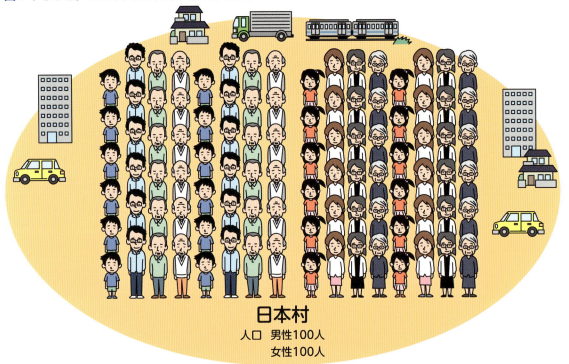

日本村
人口 男性100人
　　　女性100人

図8 | 肥満／やせの割合（男女別）

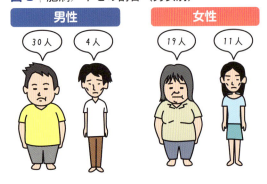

表2 | 肥満／やせの割合（男女別）

項目	男性	女性
肥満（BMI≧25 kg/m²）	29.5%	19.2%
やせ（BMI<18.5 kg/m²）	4.2%	11.1%

〔厚生労働省：国民健康・栄養調査（平成27年）より作成〕

なっています．

食事に関する生活習慣は？（図9，表3）

　朝食を食べると肥満や生活習慣病を予防し，活気が出るのですが，男性の14人，女性の10人が朝食を抜いています．
　そして日本村の人は早食いです．ゆっくりよく噛んで食事をしているのは男性の47人，女性の58人です．

　日本の伝統的な主食・主菜・副菜を組み合わせた食事をとっているのは男性の48人，女性の53人です．
　外食習慣があるのは男性の41人，女性の25人です．持ち帰りの弁当や総菜を利用しているのは男性の41人，女性の39人です．
　日本村の人は塩分が大好きで，男性は11.0g，女性は9.2gと基準よりもとりすぎています．
　食品のエネルギーなどの表示を参考にしているのは男性の26人，女性の53人です．

2. 生活習慣病・生活習慣のデータ

図9 食事の生活習慣

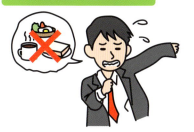
朝食を抜いている人
男性　14人
女性　10人

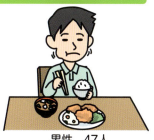
よく噛んで食べている人
男性　47人
女性　58人

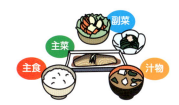
主食・主菜・副菜を組み合わせた食事をしている人
男性　48人
女性　53人

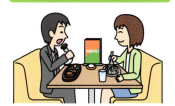
外食習慣がある人
男性　41人
女性　25人

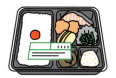
持ち帰りの弁当・総菜を利用している人
男性　41人
女性　39人

表3 食事に関する生活習慣のデータ（男女別）

項目	男性	女性
朝食欠食	14.3%	10.1%
ゆっくりよく噛んで食事	47.2%	58.2%
主食・主菜・副菜を組み合わせた食事（1日に2回以上）	47.6%	52.7%
外食（週に1回以上利用）	40.6%	25.1%
持ち帰りの弁当・総菜（週に1回以上利用）	41.1%	39.4%
食塩摂取量	11.0 g	9.2 g
野菜摂取量	299.4 g	288.7g
栄養成分表示を参考	26.1%	53.0%

〔厚生労働省：国民健康・栄養調査（平成27年）より作成〕

その他の生活習慣は？（図10，表4）

日本村の人はお酒に弱いのですが，お酒が大好きです．健康を害するくらい飲みすぎなのは，男性の14人，女性の8人です．

男性の38人，女性の27人が運動しています．しかし，日本村の人はテレビが大好きで，大半の人はあまり運動していません．

日本村ではタバコを吸える場所が少なくなり，タバコを吸う人も少なくなってきました．しかし，男性の30人，女性の8人がいまだにタバコを吸っています．

日本村の人は働き者で，睡眠不足の人も多いです．男性の8人，女性の9人が明らかに睡眠不足です．そ

のため，昼間に居眠りしている人もいます．
　日本村は絆が強いです．お互いに助け合っている人が男性の 50 人，女性の 56 人います（**図 11**）．

図 10 | その他の生活習慣（男女別）

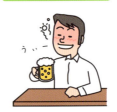
飲み過ぎな人
男性　14人
女性　8人

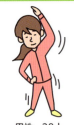
運動をしている人
男性　38人
女性　27人

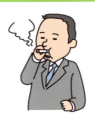
タバコを吸う人
男性　30人
女性　8人

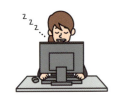
睡眠不足の人
男性　8人
女性　9人

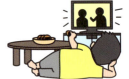

日本村の人はテレビが大好きで，あまり運動していません．

図 11 | お互いに助け合っている人

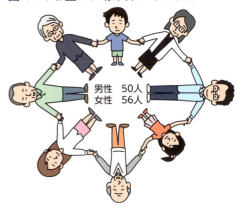
男性　50人
女性　56人

表 4 | その他の生活習慣のデータ（男女別）

項目	男性	女性
飲酒（男性40 g以上，女性20 g以上）	13.9%	8.1%
運動習慣	37.8%	27.3%
歩　数	7,194歩	6,227歩
喫　煙	30.1%	7.9%
睡眠5時間未満	8.0%	8.7%
お互いに助け合っている	50.4%	55.9%

〔厚生労働省：国民健康・栄養調査（平成 27 年）より作成〕

第2章

疾患別 知っておきたい 知識とケア

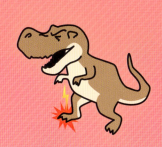
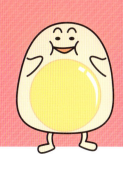
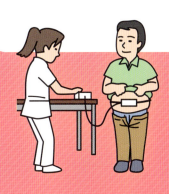

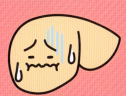
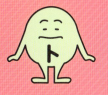
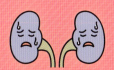
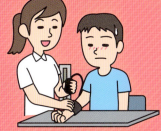
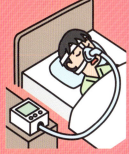

1 肥満・肥満症

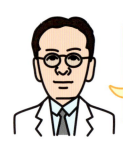

生活習慣病を語るうえで肥満については欠かすことができません．肥満によって，さまざまな生活習慣病が引き起こされるためです．そこでこの項目では，なぜ人は肥満になるのか，「肥満のもと」ともいえる脂肪とはどのようなものなのか，さらに疾患としての肥満症とその治療方法について解説していきます．

1 肥満とは

❗POINT
摂取エネルギー＞消費エネルギーとなる**エネルギー代謝異常**

［なぜ，肥満になるの？］

太古，いえ一昔前までは肥満は多産・繁栄・豊饒のシンボルでした．しかし，肥満はさまざまな病気の原因でもあります．平安時代後期〜鎌倉時代に描かれたとされる『病草紙』には，太った女が二人の付き添いに両脇を支えられて，やっとのことで歩いている姿が描かれています（図1）．

肥満とは，消費エネルギーと摂取エネルギーのアンバランスを特徴とするエネルギー代謝異常のことです（図2）．消費エネルギーには基礎代謝や運動のほかに，食事誘発性熱産生や寒冷時熱産生があります．食べ過ぎと運動不足が続くと，摂取エネルギーが消費エネルギーを上回り，体重が徐々に増加していきますが，これは余分なエネルギーが体脂肪として蓄積されるためです．

なお，食べたものがすべて吸収されるわけではなく，栄養素の吸収には個人差があることも知られています．また，腸内細菌により太りやすさに違いがあることもわかってきました．

［脂肪細胞とは？］

脂肪細胞とは細胞質に脂肪滴をもつ細胞のこと

図1｜肥満の描かれ方

多産・繁栄・豊饒のシンボル？　　病気の原因？

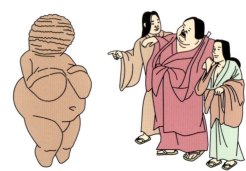

ヴィレンドルフのヴィーナス　　病草紙

で，白色脂肪細胞と褐色脂肪細胞の2種類があります．白色脂肪細胞がエネルギーを貯蔵するのに対し，褐色脂肪細胞は食事や寒冷時に熱産生を行い，肥満に防御的に働きます（図3）．つまり，私たちが普段，「脂肪」と呼んでいるものは，白色脂肪細胞に蓄えられたもの，と言えるのです．

そこで，肥満となるには白色脂肪細胞に脂肪を取りこんで，肥大化させなければなりません．==ヒトの脂肪細胞の直径は，赤ちゃんのころは約30 μmくらいなのですが，成人（普通体重）になると70～90 μmまで大きくなります==．そして，エネルギーが過剰になると，どんどん肥大化していきます．ところが，==脂肪細胞の肥大には限界があり，約130 μm（直径で1.3倍，体積では3乗の2.2倍）までしか大きくなりません==．一昔前までは，脂肪細胞の数はお母さんのおなかの中（胎児期），生まれてから1年，思春期の3回の時期に増加し，成人期以降は増加しないと考えられていました．==しかし，限界まで肥大化すると，脂肪細胞は分裂して数を増やしていくことがわかってきました==（図4）．

また，従来，脂肪細胞はエネルギーを貯蔵するものと考えられてきました．しかし，近年では==脂肪細胞が，アディポサイトカインとよばれる物質を分泌していることがわかりました==（図5）．アディポサイトカインには，動脈硬化を促進させる方向に働く物質

図2 | 肥満はエネルギー代謝異常

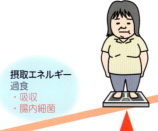

図3 | 白色脂肪細胞と褐色脂肪細胞

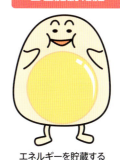
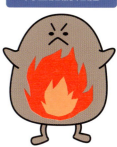

白色脂肪細胞　エネルギーを貯蔵する
褐色脂肪細胞　食事や寒冷時に熱産生を行う

図4 | 脂肪細胞の大きさの変化

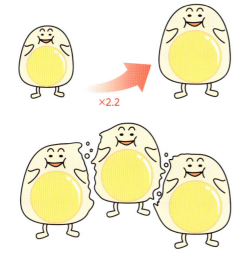

脂肪細胞は2.2倍までは大きくなれます．

しかし，これ以上太るには，分裂しなくてはいけません．

17

第2章 疾患別 知っておきたい知識とケア

図5 | アディポサイトカイン

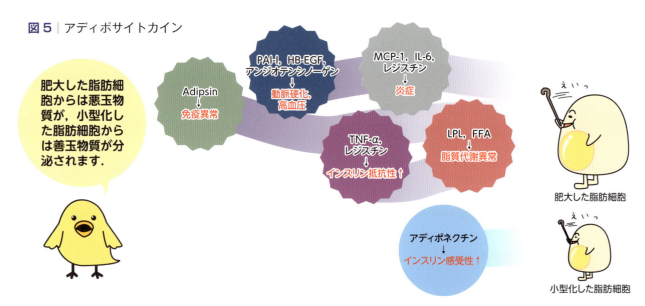

表1 | 内臓脂肪と皮下脂肪

	内臓脂肪	皮下脂肪
腹部CT画像		
部位	腸間膜，大網，腎周囲など	皮下
大きさ	小さい	大きい
代謝活性	高い	低い
特徴	つきやすく減りやすい	つきにくく減りにくい

（悪玉）と動脈硬化に予防的に働く物質（善玉）があります．たとえば，肥大した脂肪細胞からはTNF-α（tumor necrosis factor-α）が分泌され，インスリン抵抗性となったり，PAI-1（plasminogen activator inhibitor-1）は血栓を作りやすくします．逆に，小型化した脂肪細胞からはアディポネクチンというインスリン感受性をよくする物質が分泌されます．

[**内臓脂肪と皮下脂肪は何が違う？**]

体脂肪には内臓脂肪と皮下脂肪があります（表1）．内臓脂肪とは，門脈につながる腸の周りにある脂肪（腸間膜脂肪）や胃の周りにだらんとついている大網などのことを指しています（図6）．内臓脂肪からの血液は門脈を介して肝臓に直接入るのと，皮下脂肪と比べて脂肪細胞の大きさは小さく，交感神経の刺激に対する反応性が高いため，代謝活性が高いです．そのため，内臓脂肪はつきやすいですが，

1. 肥満・肥満症

図6 内臓脂肪がつきやすい位置

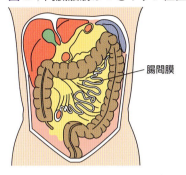
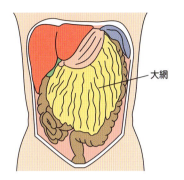

腸間膜／大網

図7 脂肪をお金にたとえると？

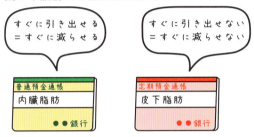

図8 異所性脂肪がつきやすい場所

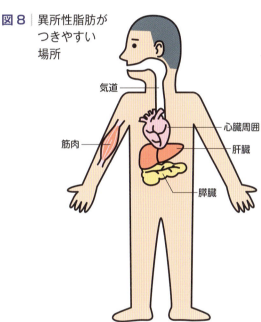

減量にとりくむととれやすいと言われています．お金にたとえると，内臓脂肪は普通預金，皮下脂肪は定期預金，血液中の中性脂肪は財布の中の現金になります（**図7**）．しかし，内臓脂肪は皮下脂肪に比べて代謝異常もきたしやすい特徴があります．そこで，内臓脂肪面積が 100 cm² 以上の場合には，内臓脂肪蓄積とみなし，メタボリックシンドロームの診断基準の1つとなっています（p.54 参照）．

異所性脂肪のリスクは？

肥満症では，脂肪組織だけでなく，肝臓，骨格筋，膵臓，心臓周囲などにも脂肪が沈着します．これを「異所性脂肪」といいます（**図8**）．肝臓や骨格筋に脂肪がたまると，インスリン抵抗性が強くなり，心筋梗塞などの心血管リスクが高くなります．

焼肉の牛タンは美味しいですね．タン先がシチューなどの煮込みに使われるのに対して，タン元は軟らかくて焼肉に最適です．その理由は，タン先の方が舌の運動量が多く，脂肪が少ないからです．人間

図9 舌が肥えると，無呼吸に

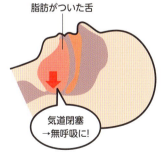

も肥満になると，舌の特に根元に脂肪がつくようになります．そうすると，気道が狭くなり，睡眠時に無呼吸になりやすくなります（p.81 参照）（**図9**）．

19

2 検査・診断

> **POINT**
> BMI が 25 を超えると肥満，健康障害を併発したら肥満症！

［肥満の判定方法は？］

肥満とは，脂肪組織が過剰に蓄積された状態と定義されますが，体脂肪率の測定は誤差が大きいため，肥満の判定には体格指数（body mass index，BMI）が用いられます（表2）．わが国では疾病合併率が最も低い BMI 22 を標準体重としています．BMI が 25 を超えると肥満と判定され，BMI が 35 を超えると，高度肥満と判定されます．

［肥満症の診断は？］

肥満には，さまざまな健康障害が併発します．表3 に示すような肥満に起因・関連する健康障害を有するか，そうした健康障害が予測される内臓脂肪が過剰に蓄積（内臓脂肪面積 100 cm² 以上）したときに「肥満症」と診断します（図10）．高度肥満症では心不全，首やわきの下に黒い色素沈着ができる偽性黒色表皮腫，精神的問題などの合併症にも留意します．

ちなみに，内分泌性，遺伝性，視床下部性など肥満となる原因が明確な肥満のことを二次性肥満といいます．

表2｜肥満度分類

BMI (kg/m²)	判定	WHO基準
BMI<18.5	低体重	Underweight
18.5≦BMI<25	普通体重	Normal range
25≦BMI<30	肥満（1度）	Pre-obese
30≦BMI<35	肥満（2度）	Obese class I
35≦BMI<40	肥満（3度）高度肥満	Obese class II
40≦BMI	肥満（4度）高度肥満	Obese class III

（日本肥満学会：肥満症診療ガイドライン 2022．p.2，2022より許諾を得て転載）

表3｜肥満に起因ないし関連する健康障害

1．肥満症の診断に必要な健康障害
1）耐糖能障害（2型糖尿病・耐糖能異常など）
2）脂質異常症
3）高血圧
4）高尿酸血症・痛風
5）冠動脈疾患
6）脳梗塞・一過性脳虚血発作
7）非アルコール性脂肪性肝疾患
8）月経異常・女性不妊
9）閉塞性睡眠時無呼吸症候群・肥満低換気症候群
10）運動器疾患（変形性関節症：膝関節・股関節・手指関節，変形性脊椎症）
11）肥満関連腎臓病
2．肥満症の診断には含めないが，肥満に関連する健康障害
1）悪性疾患：大腸がん・食道がん（腺がん）・子宮体がん・膵臓がん・腎臓がん・乳がん・肝臓がん
2）胆石症
3）静脈血栓症・肺塞栓症
4）気管支喘息
5）皮膚疾患：黒色表皮腫や摩擦疹など
6）男性不妊
7）胃食道逆流症
8）精神疾患

（日本肥満学会：肥満症診療ガイドライン 2022．p.1，2022より許諾を得て転載）

BMI ＝体重(kg)÷身長(m)÷身長(m) で求めます．

図10｜肥満症とは

肥満症 ＝ 肥満 ＋ 健康障害

3 治療

> **POINT**
> 基本は**食事療法と運動療法**.
> 重度では薬物療法や外科療法を行うことも

治療の目標は？

現在の肥満体重の5〜10%の減少を目標とします. 3%以上の体重減少でも健康障害の改善が期待できます. しかし, 一時的に減量してもリバウンドしてしまうこともあります. 減量とリバウンドを繰り返すことを, ウェイトサイクリングまたは体重のヨーヨー現象とよびます（図11）. ウェイトサイクリングを繰り返すと, 筋量や骨の減少, 基礎代謝の低下, 体脂肪が蓄積しやすくなります.

食事療法・運動療法は？

そこで, リバウンドしない肥満症治療を目指す必要がありますが, その基本は食事療法と運動療法です（詳細は第3章を参照）. 運動療法は減量および減量の維持に有用です. 特に有酸素運動は, 糖脂質代謝, 血圧の改善に有効です. レジスタンス運動（いわゆる筋トレ）は減量中の骨格筋量の減少を抑制するだけでなく, 糖脂質代謝や血圧も改善します.

薬物療法は？

食事療法や運動療法だけでは改善しない場合には, 抗肥満薬を用いることもあります（表4）. 代表的な薬剤としては, 食欲を低下させるマジンドール（サノレックス®）があります. ただし, 薬理学的な特性はアンフェタミン類と類似性があり, 依存性が懸念されるため, 1回の処方は14日間以内で保険適用は3ヵ月間と限定されています. 副作用として, 口渇・便秘がよく起こります. 飲むだけで痩せる薬ではないので, エネルギー制限を同時に行うこ

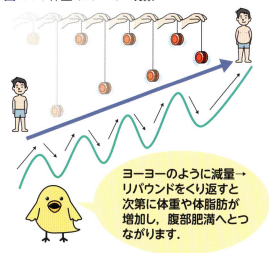

図11 | 体重のヨーヨー現象

ヨーヨーのように減量→リバウンドをくり返すと次第に体重や体脂肪が増加し, 腹部肥満へとつながります.

とで減量効果が高まります.

そのほか, 肥満症の適応がある漢方薬として, 防風通聖散（ふうつうしょうさん）が用いられる場合もあります. これは18種類の生薬を含んでおり, 食事療法と併用することで減量を促進します. ただし, 下痢や肝機能障害などの副作用に注意する必要があります. また, 漢方薬を処方する際にはその人の「証」を見極めることが必要です.

外科療法（減量手術）は？

食事療法や運動療法, 薬物療法だけでは改善が難しい場合には, 外科療法が選択されます. これは胃を小さくして食事の摂取量を制限したり, 腸の距離を短縮することで栄養の吸収が抑制されるようにすることを目的としています. 術式としては, 胃バンディング術, 胃バイパス術, スリーブ状胃切除術, スリ

表4 わが国で使用可能な抗肥満薬

製品	適応症
マジンドール（サノレックス®）	あらかじめ適用した食事療法および運動療法の効果が不十分な高度肥満症（肥満度が＋70％以上またはBMIが35以上）における食事療法および運動療法の補助
防風通聖散	腹部に皮下脂肪が多く，便秘がちなものの次の諸症：高血圧の随伴症状（動悸，肩こり，のぼせ），肥満症，むくみ，便秘
防已黄耆湯	色白で筋肉軟らかく水ぶとりの体質で疲れやすく，汗が多く，小便不利で下肢に浮腫をきたし，膝関節の腫痛するものの次の諸症：腎炎，ネフローゼ，妊娠腎，陰嚢水腫，肥満症，関節炎，癰，せつ，筋炎，浮腫，皮膚病，多汗症，月経不順
大柴胡湯	がっしりとした体格で比較的体力があり，便秘の傾向のあるものの次の諸症：肥満症，高血圧に伴う肩こり・頭痛・便秘，肩こり，常習便秘，胃炎

このほかセチリスタット（オブリーン®）が2013年に製造販売承認取得．適応は肥満症（ただし，2型糖尿病および脂質異常症をともに有し，食事療法・運動療法を行ってもBMIが25以上の場合に限る）

図12 手術の種類

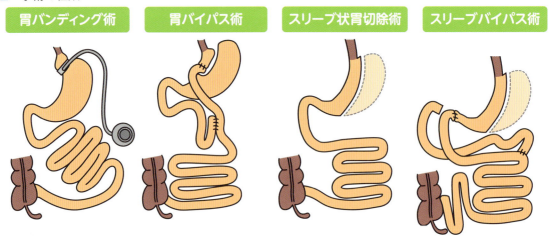

胃バンディング術：胃上部にバンドを巻き，分割．上方の小さな胃が満たされることで満腹感を覚える．

胃バイパス術：胃を切除・分割，小腸を分割し，上方の胃を小腸につなぐ．下方の胃も小腸につなぎ，胆汁と膵液が流れるようにする．

スリーブ状胃切除術：胃を一部切除・摘出し，胃の容量を少なくする．

スリーブバイパス術：胃を一部切除・摘出，小腸を分割し，残った胃を小腸につなぐ．十二指腸をつなぎ，胆汁と膵液が流れるようにする．

ーブ状胃切除術＋十二指腸スイッチ術（スリーブバイパス術）がわが国では選択されています（図12）．

現在，糖尿病などの健康障害を有する高度肥満症に限って保険適用があります．

肥満・肥満症のケア・指導のポイント

減量への動機付けが重要！

肥満症の人を，いかに減量へ動機付けを行うかは重要です．現在の体重だけでなく，「20 歳から体重は何 kg 増えましたか？」と尋ねて，体重増加量をイメージしてもらったり，体脂肪モデルで体脂肪の重さを体感してもらうことで「やせなければ」という気持ちが強くなります．

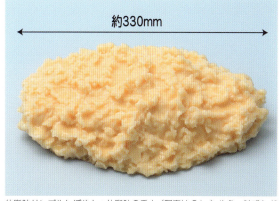

体脂肪サンプルしぼやん：体脂肪の重さ（写真は 3 kg）や色，触感など人間の体脂肪に準じたモデルです．　　（いわさきグループより提供）

脂肪吸引では内臓脂肪は落ちません！

ときどき肥満症の人から「脂肪吸引は減量に効果がありますか？」と尋ねられることがあります．しかし，脂肪吸引は皮下脂肪のみを吸引するため，内臓脂肪の量は変わりません．そのため，見た目は変わりますが，代謝異常は是正されません．

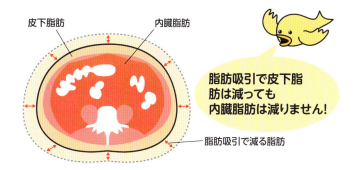

2 糖尿病

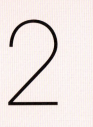

糖尿病は，生活習慣病の代表格ともいえます．初期には自覚症状はあまりありませんが，放置していると，さまざまな合併症を引き起こし，生命やQOLへ重大な影響をもたらします．そこで，早い段階からの生活習慣の見直しや治療がとても重要になります．

1 糖尿病とは

❗POINT
インスリンの効果が不十分なため，血糖値が異常に上昇する病気

【糖尿病＝糖が尿に出るってこと？】

糖尿病はかつて，その症状から「飲水病」「口渇病」などと呼ばれていました（図1）．名前からすると，「糖が尿に出る病気」として誤解されがちですが，糖が尿に出るのは，実は糖尿病だけではなく，腎性糖尿，胃を切除した後などでもありえます．糖尿病とは，正しくは「血液中の糖分（ブドウ糖）が異常に増える病気」なのです（図2）．

図1｜藤原道長も糖尿病

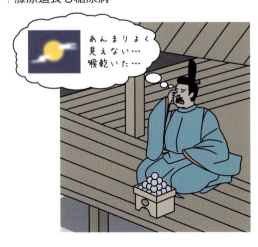

図2｜糖尿病とは

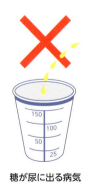
糖が尿に出る病気

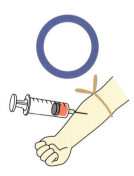
血液中の糖分が異常に増える病気

血糖値ってどういう仕組み？

まずは血液中の糖分，すなわち血糖値の仕組みについて理解しておきましょう．食事に含まれる糖質は小腸で吸収され，血液でブドウ糖となり，筋肉などでエネルギー源として使われたり，肝臓や脂肪にいざというときのエネルギー源として蓄えられたりします（図3）．このときに活躍するのが，膵臓で作られるインスリンというホルモンで，ブドウ糖を筋肉や肝臓などに取り込む働きをします．つまり，インスリンのおかげで血糖値（血液中のブドウ糖の濃度）がほぼ一定に保たれているのです（図4）．

なお，もう1つ大切なホルモンとして，小腸から分泌されているインクレチンという消化管ホルモンがあります．このインクレチンは，血糖値が高いときだけインスリンの分泌を促進し，血糖を上げるグルカゴンの分泌を抑制し，血糖をコントロールしています（血糖依存性）（図5）．

図3 │ 糖質が吸収される仕組み

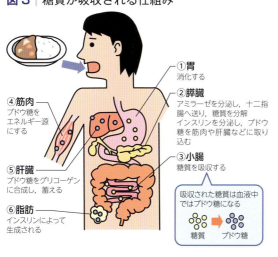

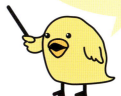

ご飯を食べると，糖質は小腸で吸収され，ブドウ糖となり，筋肉で使われたり，肝臓や脂肪に蓄えられます．

図4 │ 1日の血糖値の推移

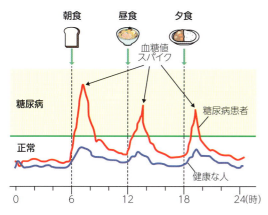

健康な人はインスリンのおかげで血糖値がほぼ一定に保たれますが，糖尿病患者はうまく血糖値がコントロールされないため，食後に急激に血糖値が上昇します（血糖値スパイク）．

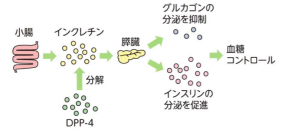

図5 インクレチンの作用

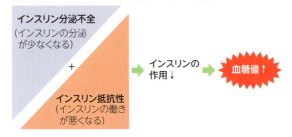

図6 インスリンと血糖値上昇の関係

どうして糖尿病になるの？

それでは，どうして糖尿病になるのでしょう．それには2つの大きな原因があります．1つは膵臓から出されるインスリンの量が少ない（インスリン分泌不全）場合，もう1つは，インスリンの働きが悪い（インスリン抵抗性）場合です（図6）．いずれもインスリンの作用が低下するために，血糖値が上昇します．

糖尿病の分類は？

糖尿病は成因により，1型糖尿病，2型糖尿病，そのほか特定の型，妊娠糖尿病の4つに分けられます（インスリンが絶対的に欠乏し，注射などによるインスリン治療が不可欠となるインスリン依存状態とインスリン非依存状態という病態による分類もあります）．

1型糖尿病は，膵臓でインスリンを作る β 細胞が破壊されることにより，インスリンが分泌されなくなることで発症します．子どもや若年者に多いとされています．劇症1型糖尿病のように急激に発症するものや，緩徐進行型1型糖尿病のように，数年以上をかけてゆっくりとインスリン依存状態になるものもあります．

2型糖尿病は，生活習慣や遺伝的な影響によってインスリン分泌不全になったり，インスリン抵抗性となったりして，血糖値が高くなることで発症します．中高年に多く，わが国では，糖尿病患者の大半が2型糖尿病です．

症状は？

糖尿病（高血糖）の典型的な症状は，体重減少，多飲・口渇，易疲労感，手足のしびれ，多尿などです．図7のようにそれぞれの症状の頭文字の「たちつてと」で覚えておくとよいでしょう．

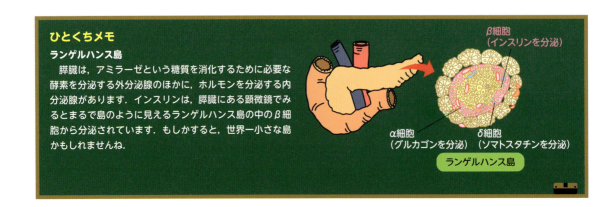

ひとくちメモ
ランゲルハンス島
　膵臓は，アミラーゼという糖質を消化するために必要な酵素を分泌する外分泌腺のほかに，ホルモンを分泌する内分泌腺があります．インスリンは，膵臓にある顕微鏡でみるとまるで島のように見えるランゲルハンス島の中の β 細胞から分泌されています．もしかすると，世界一小さな島かもしれませんね．

図7 高血糖症状の「たちつてと」

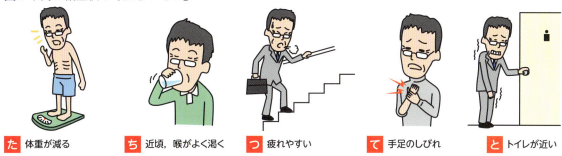

た 体重が減る　　ち 近頃，喉がよく渇く　　つ 疲れやすい　　て 手足のしびれ　　と トイレが近い

図8 血糖値スパイクで血管が傷つき，動脈硬化が起こる

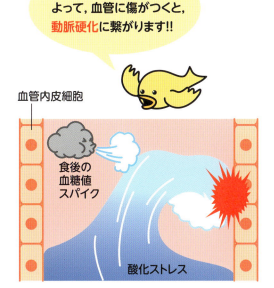

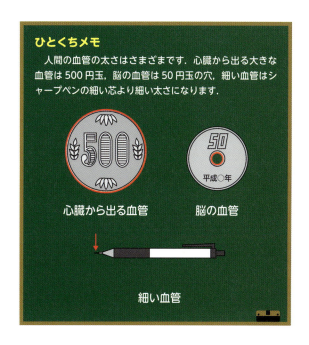

合併症は？

　血糖値が高い状態が続くと，さまざまな合併症が引き起こされます．たとえば，食後の血糖値スパイクによって，血管が傷つきます（図8）．そうすると，動脈硬化が起こり，心筋梗塞，脳梗塞，末梢動脈疾患になりやすくなります．また，糖尿病は太い血管だけでなく，細い血管も障害するので，「血管の病気」ともよばれています．特に，細い血管が集まっている神経，眼，腎臓などに合併症が起こるのが特徴です．これは糖尿病の3大合併症とよばれています．頭文字をとって，「しめじ」と覚えておくとよいでしょう（図9）．また，糖尿病による大血管障害には，壊疽，脳梗塞，虚血性心疾患が挙げられます．これらも頭文字をとって，「えのき」と覚えておきましょう（図10）．

図9 | 糖尿病の3大合併症は「しめじ」

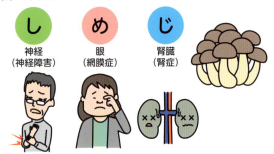

図10 | 糖尿病による大血管障害の「えのき」

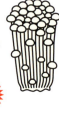

図11 | 低血糖症状

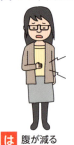 は 腹が減る
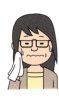 ひ 冷や汗が出る
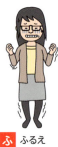 ふ ふるえ
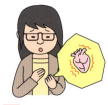 へ 変にドキドキ
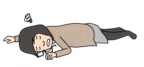 ほ 放っておくと意識がなくなる

表1 | 糖尿病の合併症

急性合併症	糖尿病ケトアシドーシス，高浸透圧高血糖症候群，感染症
慢性合併症	糖尿病網膜症，糖尿病性腎症，糖尿病神経障害（糖尿病の3大合併症） 動脈硬化性疾患（冠動脈疾患，脳血管障害，末梢動脈疾患） 糖尿病足病変，手の病変，歯周病，認知症

ほかにも，重度の場合には意識がなくなる糖尿病ケトアシドーシスなどの急性合併症がありますし，膵臓がんや肝臓がん，大腸がんのリスクも高まるとされています（表1）．

血糖値は低ければよい？

これまで，高血糖状態がさまざまな合併症をもたらすことを解説してきました．しかし，血糖は身体の重要なエネルギー源ですから，血糖値は低ければよい，ということではありません．血糖値が低い状態，すなわち低血糖は，血糖値70 mg/dL未満，あるいは低血糖症状の出現で判断されます．低血糖症状は空腹感や冷汗，ふるえ，動悸などのほか，重度になると意識障害をもたらすこともあり，注意が必要です．低血糖の症状は「はひふへほ」で覚えておくと安心です（図11）．

たとえば，薬物療法を行っている患者では，食事を抜いたり，激しい運動をすることで，血糖値が下がりすぎてしまうことがあります．また最近，低血糖が心血管疾患や認知症，交通事故のリスクを高めることもわかってきました．そこで，平均血糖を下げるだけでなく，高血糖や低血糖の変動幅を小さくする，質のよい血糖コントロールが求められています．

なお，エンド・オブ・ライフ（人生の最終段階）の時期では，著しい高血糖を防止し，それに伴う脱水や急性合併症を予防する治療を優先します．

2 検査・診断

> **POINT**
> 血糖値が糖尿病型で，HbA1c値≧6.5%ならば糖尿病！

検査方法は？

糖尿病かどうかを調べるときには，血液検査で血糖値とHbA1c値を測定し，慢性的に高血糖が持続していることを証明します．

診断基準は？

空腹時血糖値の正常範囲は70〜110 mg/dLです．「セブン・イレブン，いい気分」と覚えておいてもいいかもしれません（図12）．100〜109 mg/dLは正常高値，110〜125 mg/dLが空腹時血糖異常で，126 mg/dL以上が糖尿病型です．

血糖値が糖尿病型（空腹時血糖値≧126 mg/dL以上，75 g糖負荷試験の2時間血糖値≧200 mg/dL以上，随時血糖値≧200 mg/dLのいずれか）かつHbA1c≧6.5%の場合に糖尿病と診断されます（図13）．また，糖尿病の典型的な症状や確実な糖尿病網膜症が認められ，糖尿病型の血糖値がみられる場合でも糖尿病と診断されます．

糖尿病を駅にたとえてみましょう．正常駅，予備軍駅，糖尿病駅，合併症駅があり，空腹時血糖値が100 mg/dLを超えると，予備軍に入ったといえます（図14）．さらに，過去1〜2ヵ月間の血糖コントロールの指標であるHbA1cが7%を超えると，

図12 | 血糖値の正常範囲

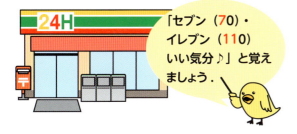

図13 | 糖尿病の診断

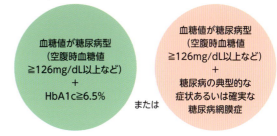

図14 | 糖尿病を駅にたとえると

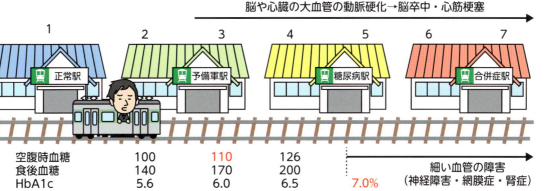

網膜症などの糖尿病合併症が増加するため，糖尿病駅から合併症駅に差し掛かったといえるでしょう．

そこで，合併症の予防のためのHbA1cの目標は7%未満になっています．患者には，HbA1cの数値に30を足して，体温にたとえて説明すると，覚えてもらいやすいでしょう（図15）．

図15 | HbA1cを体温にたとえると

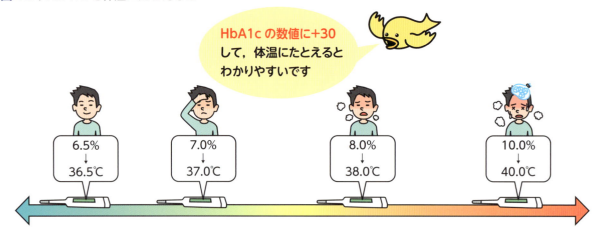

ひとくちメモ
HbA1c

血糖が増えると，血液中で赤血球中のヘモグロビンが血糖と結合し，糖化ヘモグロビンとなります．HbA1cはすべてのヘモグロビンのうち，糖化ヘモグロビンがどのくらい含まれているかの割合（%）を示しています．もちろん，血糖値が高くなると，糖化ヘモグロビンも増えるので，HbA1cは高くなります．血糖値は直前の食事や運動などが強く反映されますが，HbA1cは過去1〜2ヵ月間の血糖コントロールの状況を反映します．たとえば，検査の直前に食事を控えた場合，血糖値は下がりますがHbA1cは下がらないため，血糖値の平均を見るのに適しています．

3 治療

> **POINT**
> **2型糖尿病は食事療法と運動療法が基本，目標値に達しなければ薬物療法**

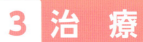

予備軍の人の治療法は？

糖尿病予備軍の人は糖尿病予防が目標となります．BMI 25以上の肥満を伴う場合，5%の減量と週に150分程度の有酸素運動，あるいはスクワットなどのレジスタンス運動を勧めます．1日に5皿の野菜摂取や節酒も大切です．

糖尿病になったときの治療法は？

1型糖尿病の治療は食べる炭水化物の量に合わせたインスリン治療が基本となりますが，2型糖尿病では生活習慣が深く関わるため，食事療法と運動療

法が基本となります．食事と運動療法だけで，血糖コントロールができず，目標値に達しない場合には，薬物療法が考慮されます．

また，高度な肥満を伴う場合には，胃を縮小させたりする糖尿病外科療法も考慮されます．

薬物療法は？

現在，9種類の経口薬と2種類の注射薬があります．経口薬は大きく分けてインスリンの抵抗性を改善させるもの，インスリンの分泌を促進させるもの，糖の吸収を抑えたり，排泄を促進させるものなどがあります（表2）．

代表的な注射薬はインスリンです．インスリンは内服すると分解されてしまうため，皮下に注射する必要があります．1型糖尿病ではインスリンは必須ですが，2型糖尿病でもインスリンの分泌が枯渇したり，血糖コントロールが不良となった場合には，インスリンが用いられます．インスリンの分泌には，24時間続けて出る基礎インスリンと，毎食後に出る追加インスリンがあるので，基礎インスリンの代わりとなる持効型インスリンを1日に1回打つBOT療法や，それに加え毎食後にインスリンを打つ強化インスリン療法があります．いずれも自己注射です．

また，インスリンの他にインスリンの分泌を調節するGLP-1受容体作動薬という注射薬も出てきました．これは，週に1回投与すればよいので，自分1人ではなかなか注射できない人でも家族・介護者や医療従事者の援助を受けることで注射が可能です．

ひとくちメモ
血糖パターンマネジメント

血糖値は1日のなかで変動していますが，平均血糖が同じでも，変動が大きく，ジェットコースターのように高血糖や低血糖をくり返すようなパターンもあれば，変動が小さなパターンもあります（図）．しかし，血糖変動が大きいと酸化ストレスが増加し，動脈硬化が進むため，できるだけ大きな変動が起こらないように管理をしていかなければなりません．そのためには，まず血糖変動のパターンを調べる必要があります．血糖自己測定（SMBG：self-measurement of blood glucose）を行ったり，持続血糖測定（CGM：continuous glucose monitoring）器を用います．

血糖が変動する要因には，食事，運動，薬物などがあります（表）．たとえば，炭水化物の多い食事は血糖を上昇させますが，脂肪分の多い食事は胃の動きをゆっくりにさせ，食後血糖の上昇を遅くします．また，平日と休日で血糖パターンが違う人もいます．そこで，患者には，測定結果をもとに，血糖変動を起こさせる要因に気づいてもらい，血糖の変動を管理するための対策を医療者と一緒に考えましょう．

血糖値の変動

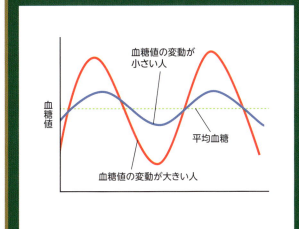

血糖変動の要因

食事		炭水化物の量，脂肪分，食事のタイミング，アルコール，低血糖時の補食など
運動		運動の種類，強度，時間など
薬物		糖尿病薬，高血糖を引き起こすステロイドなど
その他		月経，シックディ（病気の日），精神的ストレスなど

第2章　疾患別　知っておきたい知識とケア

表2 | 糖尿病の経口薬の作用機序と注意点

		薬剤例	作用機序	注意点
インスリン抵抗性改善系	ビグアナイド薬	メトホルミン（メトグルコ®），ブホルミン（ジベトス）	肝臓で糖が作られるのを抑える	胃腸障害など
	チアゾリジン薬	ピオグリタゾン（アクトス®）	骨格筋・肝臓でのインスリンの感受性を改善させる	体重増加，むくみ，骨折など
インスリン分泌促進系	スルホニル尿素薬（血糖非依存性）	グリクラジド（グリミクロン®），グリベンクラミド（オイグルコン®），グリメピリド（アマリール®）など	膵臓でのインスリン分泌を促進させる	低血糖など
	グリニド薬（血糖非依存性）	レパグリニド（シュアポスト®），ナテグリニド（スターシス®），ミチグリニド（グルファスト®）	膵臓でのインスリン分泌を促進させる	低血糖など
	DPP-4阻害薬（血糖依存性）	シタグリプチン（グラクティブ®），ビルダグリプチン（エクア®），アログリプチン（ネシーナ®），リナグリプチン（トラゼンタ®），テネリグリプチン（テネリア®）など	インクレチン作用を介して，血糖依存性のインスリン分泌を促進し，グルカゴンを抑制する	便秘など
	GLP-1受容体作動薬（血糖依存性）	セマグルチド（リベルサス®）	インクレチン作用とともに中枢における摂食抑制	胃腸障害など
ミトコンドリア機能改善	グリミン（テトラヒドロトリアジン系）	イメグリミン（ツイミーグ®）	インスリン分泌促進，肝臓・骨格筋での糖代謝改善	胃腸障害など
糖吸収・排泄調節系	α-グルコシダーゼ阻害薬	アカルボース（グルコバイ®），ボグリボース（ベイスン®），ミグリトール（セイブル®）	小腸で炭水化物の吸収を遅らせる	腹部膨満感など
	SGLT2阻害薬	イプラグリフロジン（スーグラ®），ダパグリフロジン（フォシーガ®），ルセオグリフロジン（ルセフィ®），トホグリフロジン（アプルウェイ®）など	腎臓での糖排泄を促進させる	尿路感染症など

糖尿病のケア・指導のポイント

励ましの言葉で信頼関係を！

　糖尿病治療の目標は，「健康な人と変わらないQOLの維持」「健康な人と変わらない寿命の確保」になります．そのため，医療者は糖尿病患者と信頼関係を築きながら，糖尿病と上手に付き合っていけるように，糖尿病を自己管理する患者の潜在的な能力を引き出し，治療に生かせるように援助します．

　なかには，医療者や家族などが厳しく取り締まると，隠れ食いをしたりする患者がいます．「また，食べているの⁉」と取り締まる言葉ではなく，「がんばっていますね」「いつまでも健康にいてね」という励ましの言葉をかけることができるとよいでしょう．

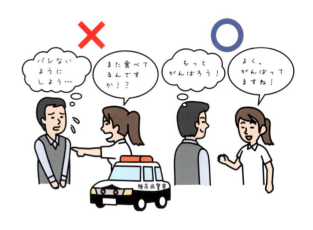

インスリン注射についての誤解を解こう！

　「注射」ときくと，痛いと思われがちですが，インスリン注射の針は細くて，採血や予防接種に比べて痛みは少ないです．剤形もペン型で携帯でき，旅行や外食時にも使用が可能です．「インスリン注射をするとふつうの生活ができない」と誤解している患者もいますので，説明し，誤解を解くようにしましょう．

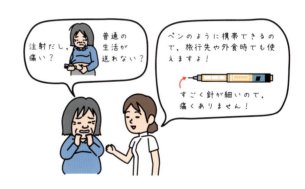

3 高血圧

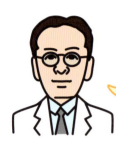

高血圧は，それ自体に自覚症状はほとんどありませんが，命に関わる重大な合併症を引き起こすこともある恐ろしい疾患です．合併症予防のためにも，生活習慣の改善や薬物療法によって早めに改善することが求められます．

1 高血圧とは

> **POINT**
> 心臓から送り出された**血液が血管の壁を押す力（血圧）**が**一定の値を超えた**状態

［そもそも，血圧とは？］

血圧とは，心臓から送り出された血液が血管の壁を押す力のことです．そのため，血圧は血流量と血管抵抗をかけた数字であらわされます．これは「電圧＝電流×抵抗」の公式に似ています（図1）．この血圧が一定以上の値を超えると，「高血圧」とよばれます．

ヒトの血圧は 120 mmHg くらいですが，動物によって，血圧は大きく異なります（図2）．たとえば，身長が5mもあるキリンは3mの高さにある心臓からさらに2m高い脳に向けて血液を送る必要がありますので，260 mmHg 近くにもなります．ちなみに，七面鳥の血圧はそれよりも高く300〜400 mmHg になるともいわれています．一般に鳥類は身体の割に心臓が大きいので血圧が高いのですが，七面鳥は血

図1｜電圧と血圧

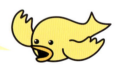

電圧と血圧，よく似ていますね．

電圧の求め方

電圧＝電流×抵抗

血圧の求め方

血圧＝血流量×血管抵抗

液がドロドロしているからさらに高くなっているのかもしれません．それでは七面鳥の死因に心筋梗塞が多いのかと思いがちですが，多くはそれまでにク

図2 さまざまな動物の血圧

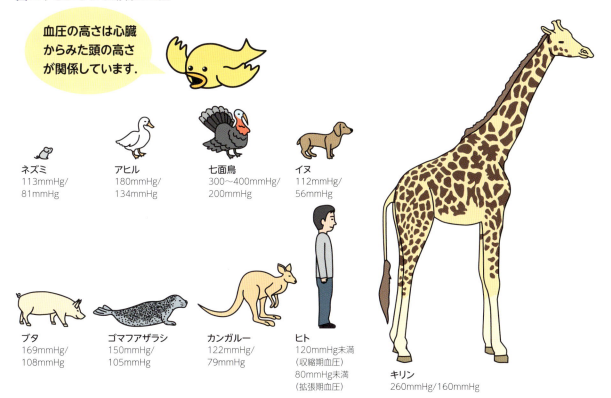

血圧の高さは心臓からみた頭の高さが関係しています．

- ネズミ 113mmHg/81mmHg
- アヒル 180mmHg/134mmHg
- 七面鳥 300〜400mmHg/200mmHg
- イヌ 112mmHg/56mmHg
- ブタ 169mmHg/108mmHg
- ゴマフアザラシ 150mmHg/105mmHg
- カンガルー 122mmHg/79mmHg
- ヒト 120mmHg未満（収縮期血圧）80mmHg未満（拡張期血圧）
- キリン 260mmHg/160mmHg

リスマスやパーティで昇天してしまいます．

血圧の「上」「下」って？

血圧には，収縮期血圧（上の血圧）と拡張期血圧（下の血圧）があります．心臓が収縮して，血液が送り出されているとき，最も高いのが収縮期血圧（上の血圧）で，心臓が膨らんで血液が戻っているときの最も低い血圧が拡張期血圧（下の血圧）です（図3）．そのように聞くと，心臓が膨らんでいるときには血圧はマイナスやゼロになりそうですが，実際にはそうはなりません．心臓に近い大きな血管が膨らんでもとに戻ることで，細い血管へ血液が送られるからです（ふいご機能）．

図3 収縮期血圧と拡張期血圧

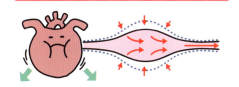

収縮期血圧
心臓が収縮して血液が送り出されると，動脈に圧がかかる．

拡張期血圧
心臓が膨らんで血液が戻ってくるため，動脈はもとに戻るが，それによって細い血管に血液が送られる．

どうして高血圧になるの？

それでは，なぜ高血圧になるのでしょう？ 運動時や強いストレスがかかったときの血圧上昇など，自律神経やホルモンが関係している場合や，塩分の摂りすぎによる循環血液量の増加による場合も多いですが，生活習慣病としての高血圧は，動脈硬化が大きく関係しています．

まず，細い血管に動脈硬化が起こると，ふいご機能で細い血管に血液を送り出すのにより強い圧力が必要になり，まず拡張期血圧が上がります．さらに，動脈硬化が太い血管にも及ぶと，今度は心臓から送り出すときの圧力が余分にかかるようになるので，収縮期血圧も上がり始めます．ただし，太い血管の動脈硬化が進行すると，ふいご機能がうまく働かなくなるため，拡張期血圧は下がってきます．そこで，「収縮期血圧が高く，かつ拡張期血圧の差が大きい」タイプの高血圧の人は，動脈硬化が進んでいる可能性が高いともいえます．

合併症は？

高血圧によって起こる合併症にはさまざまなものがあり，脳卒中や狭心症，心筋梗塞，心肥大，心不全，慢性腎臓病（CKD）や腎不全，大動脈瘤，末梢動脈疾患（閉塞性動脈硬化症）など多岐におよびます．なお，高血圧の自覚症状はほとんどありません．しかし，症状がないからといってそのまま放置していると，ある日突然，このような疾患が発症することもあります．そのため，高血圧は「サイレントキラー（沈黙の殺し屋）」とよばれることもあります．

白衣高血圧・仮面高血圧って？

診察室でも家庭でも血圧が高い場合には，高血圧と確定診断されます（判断基準は後述）．しかし，なかには，診察室では血圧が高いのに，家庭血圧は高くない人がいます．これは白衣高血圧とよばれています（図4）．逆に，診察室では高くないのに，夜間や早朝に血圧が上昇するのを仮面高血圧とよんでいます．仮面高血圧のなかには，朝方に急激に血圧が上昇するモーニングサージ型や夜間に血圧が高い夜間高血圧，昼間に血圧が高くなる職場高血圧があります（図5）．

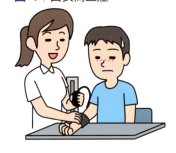

図4｜白衣高血圧

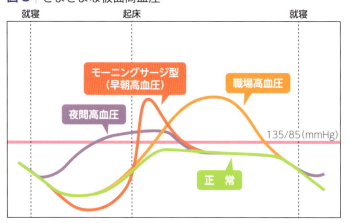

図5｜さまざまな仮面高血圧

高血圧の分類は？

高血圧はその値によってⅠ度からⅢ度に分類されます（**表1**）．大半の高血圧は，高血圧になりやすい素因に，加齢や生活習慣の乱れが重なって起こる本態性高血圧（一次性高血圧）です．しかし，なかには血圧を上昇させるホルモン（アルドステロンやアドレナリンなど）によって起こる二次性高血圧もありますので，除外診断を行う必要があります．

表1 血圧値（成人）の分類

分類	診察室血圧（mmHg）			家庭血圧（mmHg）		
	収縮期血圧		拡張期血圧	収縮期血圧		拡張期血圧
正常血圧	<120	かつ	<80	<115	かつ	<75
正常高値血圧	120〜129	かつ	<80	115〜124	かつ	<75
高値血圧	130〜139	かつ/または	80〜89	125〜134	かつ/または	75〜84
Ⅰ度高血圧	140〜159	かつ/または	90〜99	135〜144	かつ/または	85〜89
Ⅱ度高血圧	160〜179	かつ/または	100〜109	145〜159	かつ/または	90〜99
Ⅲ度高血圧	≧180	かつ/または	≧110	≧160	かつ/または	≧100
（孤立性）収縮期高血圧	≧140	かつ	<90	≧135	かつ	<85

（日本高血圧学会高血圧治療ガイドライン作成委員会：高血圧治療ガイドライン2019，p.18，2019より許諾を得て転載）

ひとくちメモ

血圧の単位

　現在では家庭でも医療機関でも，電子血圧計が用いられていると思いますが，かつては血圧計測には水銀血圧計が用いられていました．血圧の単位は，mmHgですが，これは，水銀（Hg）を何mm押し上げる力があるかを示す水銀柱の高さ（mmHg）を示しています．

　なお，水銀の比重は13.6なので，たとえば，血圧160mmHgを水圧に換算すると，160 mmHg×13.6≒218 cmとなり，水を218 cm押し上げる力と同じということになります．

2 検査・診断

> **!POINT**
> 140/90 mmHg（家庭では 135/85 mmHg）以上で高血圧と判定される

家庭血圧の測定法は？

家庭で測定をするときは，まず，1〜2分安静にし，背もたれ付きの椅子に背筋を伸ばして，足を組まずに座ります．腕に力を入れずにカフは心臓と同じ高さに巻きましょう．また，運動や入浴した後，食後1時間以内，お酒やコーヒー，紅茶を飲んだり，タバコを吸ったりした直後は避け，測定中は話したりなどもしないように指導しましょう（図6）．

図6｜正しい家庭血圧の測定法

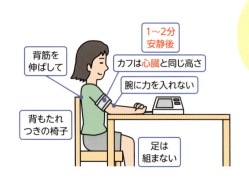
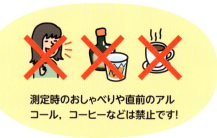
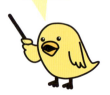

診断基準は？

140/90 mmHg 以上で高血圧と判定されます（表2）．なお，家庭で血圧を測定すると，一般的に医療機関で測定するより低めになるため，家庭で測定した場合の高血圧の基準値は 135/85 mmHg になっています．なお，自由行動下に血圧を測定できる装置を用いて，昼間と夜間を通じて24時間の血圧を測定して血圧の状態をみることもできます．そうすると，昼間は活動しているので血圧は高めに，夜は低めになることがわかります．

表2｜異なる測定法における高血圧の基準

	収縮期血圧 (mmHg)		拡張期血圧 (mmHg)
診察室血圧	≧140	かつ/または	≧90
家庭血圧	≧135	かつ/または	≧85
自由行動下血圧			
24時間	≧130	かつ/または	≧80
昼間	≧135	かつ/または	≧85
夜間	≧120	かつ/または	≧70

（日本高血圧学会高血圧治療ガイドライン作成委員会：高血圧治療ガイドライン2019．p.19，2019より許諾を得て転載）

3 治　療

！POINT

食事療法（減塩） などの**生活習慣の改善**を行い，それでも目標値に達しなければ**降圧薬**を使用する

生活習慣の改善点は？

高血圧治療の目的は，心血管疾患などの合併症を予防することにあります．目標値は年齢や病態によって異なりますが（**表3**），まず，第一に生活習慣の改善によって，血圧を下げるようにします．具体的には，減塩や健康的な食事パターンといった食事療法や減量，運動，節酒などの指導を行います．

食事療法は？

高血圧の食事療法で代表的なのは減塩です．日本人の食事摂取基準（2015年版）では，食塩の摂取基準は男性は8.0 g/日未満，女性は7.0 g/日未満となっています．しかし，実際の成人の平均食塩摂取量は男性10.8 g，女性9.2 gと基準をはるかに超えています．

高血圧の人は，6.0 g未満/日を目標に減塩を行います（**図7**）．米国では野菜，果物，低脂肪乳製品が豊富なダッシュ食が血圧を下げる代表的な食事として紹介されています．これは，「ダッシュして血圧を下げること」ではありません．「Dietary Approaches to Stop Hypertension」（高血圧をストップするための食事アプローチ）の頭文字をとったものです．飽和脂肪酸やコレステロールが少なく，カルシウム，カリウム，マグネシウム，食物繊維が多い食事です．日本では塩分を控え，だしを上手に利用した「かるしお」やアジア型ダッシュ食ともいえる沖縄の伝統食を取り入れた食事が血圧に有効であることが示されています（チャンプルースタディ）．

薬物療法は？

生活習慣の改善を行っても，血圧が管理目標値（**表3**）に達しない場合には降圧薬の処方が検討されます（**図8**）．降圧薬のうち，第一選択として用いられる薬剤は以下の4種類です．

カルシウム（Ca）拮抗薬は，血管を広げて，血管抵抗を減らします．アンジオテンシン変換酵素

表3｜病態ごとの血圧の管理目標値

	診察室血圧 (mmHg)	家庭血圧 (mmHg)
75歳未満の成人 *1 脳血管障害患者 （両側頸動脈狭窄や脳主幹動脈閉塞なし） 冠動脈疾患者 CKD患者（蛋白尿陽性）*2 糖尿病患者 抗血栓薬服用中	<130/80	<125/75
75歳以上の高齢者 *3 脳血管障害患者 （両側頸動脈狭窄や脳主幹動脈閉塞あり，または未評価） CKD患者（蛋白尿陰性）*2	<140/90	<135/85

（日本高血圧学会高血圧治療ガイドライン作成委員会：高血圧治療ガイドライン2019, p.53, 2019より許諾を得て転載）

*1 未治療で診察室血圧130～139/80～89mmHgの場合は，低・中等リスク患者では生活習慣の修正を開始または強化し，高リスク患者ではおおむね1ヵ月以上の生活習慣修正にて降圧しなければ，降圧薬治療の開始を含めて，最終的に130/80mmHg未満を目指す．すでに降圧薬治療中で130～139/80～89mmHgの場合は，低・中等リスク患者では生活習慣の修正を強化し，高リスク患者では降圧薬治療の強化を含めて，最終的に130/80mmHg未満を目指す．

*2 随時尿で0.15g/gCr以上を蛋白尿陽性とする．

*3 併存疾患などによって一般に降圧目標が130/80mmHg未満とされる場合，75歳以上でも忍容性があれば個別に判断して130/80mmHg未満を目指す．

降圧目標を達成する過程ならびに達成後も過降圧の危険性に注意する．過降圧は，到達血圧のレベルだけでなく，降圧幅や降圧速度，個人の病態によっても異なるので個別に判断する．

第2章 疾患別 知っておきたい知識とケア

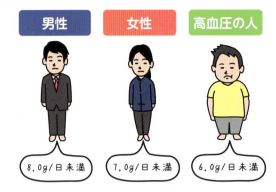

図7 | 食塩の摂取基準

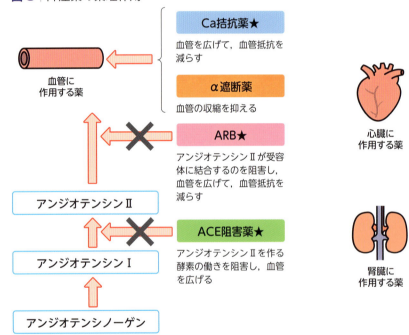

図8 | 降圧薬の薬理作用

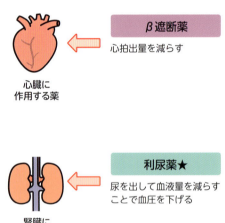

★は第一選択として用いられる薬剤

（ACE）阻害薬は，血管を収縮させて血圧を上げる物質であるアンジオテンシンⅡを作る酵素の働きを阻害して，血管を広げることで血圧を下げます．アンジオテンシンⅡ受容体拮抗薬（ARB）は，アンジオテンシンⅡが受容体に結合するのを阻害して血管を広げ，血圧を下げます．利尿薬は，尿を出すことで，血液量を減らして血圧を下げます．塩分を摂りすぎている人に有効な薬です．

また，心拍出量を減らすβ遮断薬や血管の収縮を抑えるα遮断薬などを用いることもあります．

なお，1つの降圧薬で十分に下がらない場合には，2つもしくは3つの薬を組み合わせます（図9）．また，数種類の薬剤の成分を含んだ配合薬もあります．

3. 高血圧

図9 2剤の併用

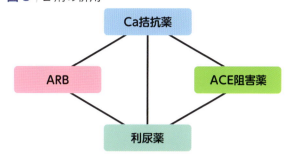

(日本高血圧学会高血圧治療ガイドライン作成委員会：高血圧治療ガイドライン 2019．p.79，2019 より許諾を得て転載)

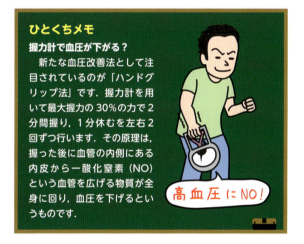

ひとくちメモ
握力計で血圧が下がる？
　新たな血圧改善法として注目されているのが「ハンドグリップ法」です．握力計を用いて最大握力の30％の力で2分間握り，1分休むを左右2回ずつ行います．その原理は，握った後に血管の内側にある内皮から一酸化窒素（NO）という血管を広げる物質が全身に回り，血圧を下げるというものです．

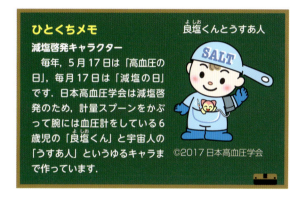

ひとくちメモ
減塩啓発キャラクター
　毎年，5月17日は「高血圧の日」，毎月17日は「減塩の日」です．日本高血圧学会は減塩啓発のため，計量スプーンをかぶって腕には血圧計をしている6歳児の「良塩くん」と宇宙人の「うすあ人」というゆるキャラまで作っています．

高血圧のケア・指導のポイント

家庭では毎朝毎晩，血圧を測定！

家庭で毎日朝と晩に血圧を測る習慣をつけることで，生活習慣の改善による降圧効果を実感してもらいます．これは，患者のモチベーションアップにも繋がります．

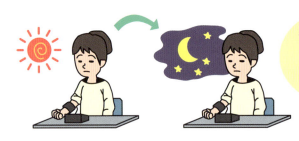

毎日朝晩，測定することで，生活習慣の改善による降圧効果を実感してもらいましょう．

減塩はできることからはじめる！

汁物を1日1杯以下に抑える，麺類の汁は残す，酢や柑橘類，香辛料など塩分を含まない調味料を用いるなど，少しの心がけや工夫で簡単に実行できる減塩の方法はたくさんあります．まずは，できることから始めるように指導をしましょう．

減塩の方法の例

汁物は1日1杯　麺類の汁は残す　塩分を含まない調味料を使う

食べ物の塩分量に注意する！

1日の食塩摂取量のうち，9割が加工食品によるものと言われています．買い物や食事の際には，栄養成分表示のナトリウムや食塩の欄を確認する癖をつけるように指導しましょう．

降圧薬は食品との相互作用にも注意！

Ca拮抗薬の服用中は，グレープフルーツジュースを大量に摂取してはいけません．これは，グレープフルーツの働きによって，Ca拮抗薬の成分が通常よりも多量に残ってしまい，効果が出すぎてしまうためです．

身近な食事の塩分量

味噌汁　　　　おでん　　　おにぎり
塩分1.7g　　塩分4.0g　　塩分1.1g

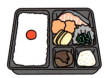

幕の内弁当　　カップ麺
塩分3.8g　　　塩分5.1g

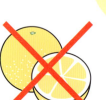

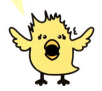

一部のCa拮抗薬服用中は，グレープフルーツジュースを大量に摂取してはいけません！！

COLUMN

歯周病

歯周病とは？

　ブラッシングをしたときに出血したり，歯肉が赤く腫れたりする歯周病．歯周病は，細菌によって起こる慢性の炎症性疾患です．進行して歯周ポケットが深くなると，歯を支える土台が弱くなり，歯が抜けてしまいます．口の中には500種類にも及ぶ細菌が住んでいますが，ブラッシングを怠ったり，甘いものを食べると細菌がネバネバした物質を作り出すので，朝起きたときに口の中がネバネバしています．

糖尿病と歯周病には関係がある？

　最近，糖尿病と歯周病の関係が注目されています．糖尿病の人は歯周病になりやすいのですが，歯周病の治療をすると血糖コントロールがよくなります．糖尿病の人が歯周病になりやすい原因として，高血糖のため抵抗力が落ち，口の中が乾燥しやすく，細菌が増えやすい状況になっていることが考えられます．また，歯周病があるとインスリンの効きが悪くなります（インスリン抵抗性）．これは歯周病が慢性炎症性疾患だからです（図）．そこで，血糖コントロールをよくするために，甘いものを控えるだけでなく，食後にしっかりブラッシングをすることも指導に取り入れてみてはいかがでしょうか．

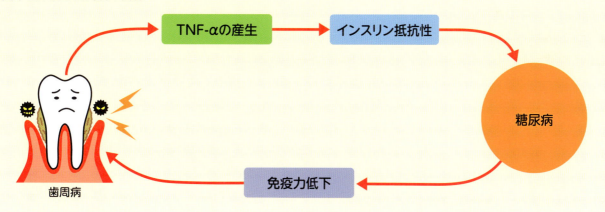

図｜糖尿病と歯周病の関係

4 脂質異常症

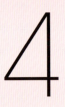

健康診断で,「コレステロールや中性脂肪が高い」と指摘される人も多いでしょう. これらの異常はいったい何を意味しているのでしょうか? また, 脂質異常症は, 冠動脈疾患をもたらす動脈硬化の最大の原因でもあります. そこで, 本項では動脈硬化についても併せて解説していきます.

1 脂質異常症とは

> **POINT**
> 血液中の**コレステロール**や**トリグリセライド**(中性脂肪)が異常値を示し, **動脈硬化の原因**ともなる病気

[脂質異常症とは?]

血液中のコレステロールやトリグリセライド(中性脂肪)が異常値を示した状態を「脂質異常症」といいます. コレステロールやトリグリセライドは, 人間にとってなくてはならないものですが, 異常値になると身体にさまざまな影響を及ぼすため, 生活習慣病のひとつとされています.

脂質異常症は, かつて「高脂血症」とよばれていました. しかし, LDLコレステロールやトリグリセライドの高値だけでなく, HDLコレステロール値の低値なども含めるために, それらの状態を総合して「脂質異常症」とよばれるようになりました(図1).

図1 | 高脂血症と脂質異常症

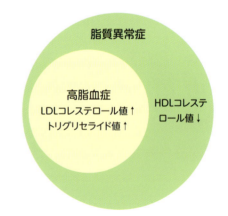

コレステロールとは？

コレステロールは，身体のさまざまな場所に分布しています（図2）．最も多く分布しているのは脳・神経系で，脳では神経伝達や記憶など重要な役割を担っています．また，コレステロールは細胞膜，ホルモンや胆汁酸の材料にもなります（図3）．なお，更年期以降の女性はLDLコレステロールが高値となりやすいですが，これは更年期になると女性ホルモンが作られなくなるため，LDLコレステロールが上昇しやすくなるからとされています．

コレステロールは肝臓で作られますが，水に溶けにくいのでアポ蛋白とくっついて末梢まで運ばれます（リポ蛋白）．LDLは末梢の血管までの運搬を，HDLは末梢から肝臓までの運搬を担っています（図4）．一般に，LDLコレステロール（low density lipoprotein-cholesterol）は悪玉コレステロール，HDLコレステロール（high density lipoprotein-cholesterol）は善玉コレステロールとよばれることがあります．しかし，コレステロールは全身で必要とされているため，LDLコレステロールを単純に「悪玉」とは言えません．本当の「悪玉」は別にいるのです（p.46 参照）．

図2 ｜ 身体におけるコレステロールの分布

脳神経系 23%　脂肪組織など 22%　筋肉 21%　皮膚 11%
血液 8%　骨髄 5%　肝臓 4%

図3 ｜ コレステロールの働き

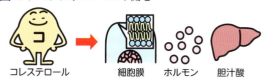

コレステロール　細胞膜　ホルモン　胆汁酸

図4 ｜ HDLとLDL

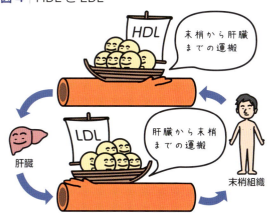

ひとくちメモ
コレステロールは何から発見された？
　コレステロールは，胆石から見つかりました．そのため，「コレステロール」〔chole-（胆汁）＋ stereos（固体）＋ -ol（化学名）〕という名前がつきました．決して，「コレ，捨てろ」ではありません．

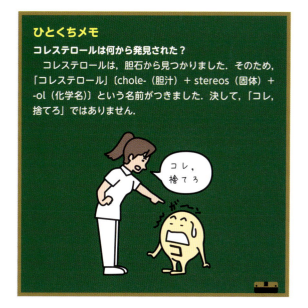

図5 | トリグリセライドの働き

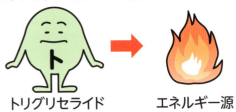

図6 | トリグリセライドの構造

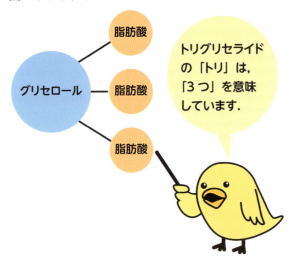

トリグリセライドの「トリ」は、「3つ」を意味しています.

[トリグリセライドとは？]

トリグリセライドとはいわゆる中性脂肪のことで、身体を動かすエネルギー源となります（図5）. 構造上，脂肪酸が3つくっついているので，トリグリセライドとよばれています（図6）. 一般には中性脂肪という言葉が使われることが多いのですが，日本動脈硬化学会ではトリグリセライドを用いています. なお，中性脂肪の中性とは「酸性でもアルカリ性でもない」という意味で、「男性でも女性でもない」ということではありません.

[脂質異常になると何が問題？]

脂質異常が起こると、心臓や脳、足などに動脈硬化が起こりやすくなります. 動脈硬化とは，動脈の壁が固くなったり，厚くなることで働きが悪くなった状態です. そのうち、アテローム性動脈硬化は、コレステロールが血管の内側にたまってできたコブのようなもの（プラーク）がどんどん厚くなって起こります. なお，「プラーク」の語源は、壁などにつける飾り額のことです. 血管の壁についていることからそのようによばれています（図7）.

コレステロールを運搬するLDLが増えると，血管の内側が傷つけられます. すると、LDLは血管の壁の中に入り込み、酸化LDLとなります. 動脈硬化の元凶はこの酸化LDLです. これはLDLが活性酸素などによって酸化されたものです. 本当の「悪玉」はこの酸化LDLといえるでしょう. こうして、酸化LDLが血管の壁に入り込むと、白血球のマクロファージが集まり、異物とみなした酸化LDLを次々に食べていき、泡沫細胞となります.

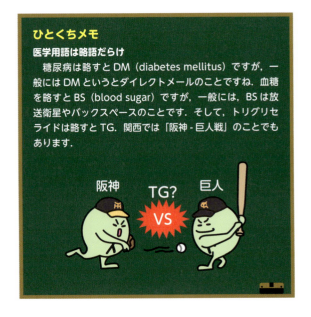

ひとくちメモ
医学用語は略語だらけ
糖尿病は略すとDM（diabetes mellitus）ですが、一般にはDMというとダイレクトメールのことですね. 血糖を略すとBS（blood sugar）ですが、一般には、BSは放送衛星やバックスペースのことです. そして、トリグリセライドは略すとTG. 関西では「阪神-巨人戦」のことでもあります.

この泡沫細胞がプラークの正体です. プラークが次第に厚くなって破れると、そこに血小板が集結し、血栓ができます（図8）. この血栓が大きくなると、当然そこの血管は閉塞しますし、崩壊して血栓が流れ、心臓や脳の血管を詰まらせることもあります. そうなったら、大変. 心筋梗塞や脳梗塞の発症です.

図7 | プラークとは

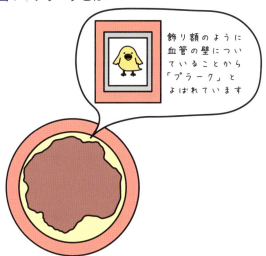

飾り額のように血管の壁についていることから「プラーク」とよばれています

図8 | 動脈硬化の進み方

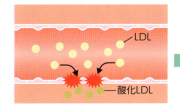

LDLが増えると，血管の内側が傷つけられる．LDLは血管の壁の中に入り込み，酸化LDLとなる．

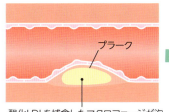

酸化LDLを補食したマクロファージが泡沫細胞となり，プラークとして血管を狭めていく．

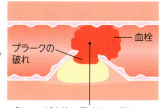

プラークが次第に厚くなって破れると，そこに血小板が集結し，血栓となる．

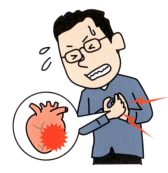

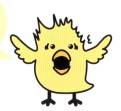

血栓が心臓の血管を詰まらせると，心筋梗塞になります！

ひとくちメモ

モナ・リザもコレステロールが高かった？

　モナ・リザの絵をよく見ると，左目の横にコレステロールの塊（眼瞼黄色腫）が見えます．また，その輝く瞳はコレステロールがたまった角膜輪にも見えます．そこで，モナ・リザは家族性高コレステロール血症だったのではないかと疑われています．

　確かに，一説には若い頃のモナ・リザといわれる「アイルワースのモナ・リザ」には，それらの徴候は見られません．

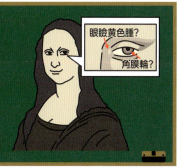

2 検査・診断

!POINT

空腹時採血の異常値によって分類し，さらに**動脈硬化性疾患の発症リスク**の評価を行う

検査方法は？

脂質異常症の判定には，空腹時（10時間以上の絶食）に採血を行い，血清総コレステロール（TC），HDLコレステロール，トリグリセライド（TG）の数値を見ます．なお，LDLコレステロール値は，フリードワルドの式（＝ TC － HDLコレステロール － TG／5）を用いて求めます．

診断基準は？

診断基準を**表1**に示します．このように，異常値を示す数値ごとに，高LDLコレステロール血症，境界域高LDLコレステロール血症，低HDLコレステロール血症，高トリグリセライド血症，高non-HDLコレステロール血症，境界域高non-HDLコレステロール血症と分類されています．なお，コレステロール値は，甲状腺機能低下症やネフローゼ症候群などの疾患やステロイドなどの薬剤でも上昇する場合があるので，鑑別診断を行います．

さらに，冠動脈疾患をはじめとする動脈硬化性疾患の発症リスクの評価を行います（**図9**）．年齢や性別，冠動脈疾患の既往やその他の疾患によって，そのリスクは異なり，すでに心筋梗塞など冠動脈疾患がある場合には「二次予防」（すでにある疾患を早期に発見・処置し，重症化を防ぐこと），糖尿病や慢性腎臓病，末梢動脈疾患がある場合には「高リスク」と振り分けられます．さらに，日本人のための今後10年間の動脈硬化性疾患発症確率を予測するリスクスコアである「久山町スコア」の得点を用いて，「低リスク」「中リスク」「高リスク」に分類されます（**図10**）．ただし，LDLコレステロールが180 mg/dL以上の場合には，家族性高コレステロール血症との鑑別が必要となります．

表1 脂質異常症診断基準

LDLコレステロール	140 mg/dL以上	高LDLコレステロール血症
	120〜139 mg/dL	境界域高LDLコレステロール血症**
HDLコレステロール	40 mg/dL未満	低HDLコレステロール血症
トリグリセライド	150 mg/dL以上（空腹時採血*）	高トリグリセライド血症
	175 mg/dL以上（随時採血*）	
Non-HDLコレステロール	170 mg/dL以上	高non-HDLコレステロール血症
	150〜169 mg/dL	境界域高non-HDLコレステロール血症**

＊基本的に10時間以上の絶食を「空腹時」とする．ただし水やお茶などカロリーのない水分の摂取は可とする．空腹時であることが確認できない場合を「随時」とする．
＊＊スクリーニングで境界域高LDL-C血症，境界域高non-HDL-C血症を示した場合は，高リスク病態がないか検討し，治療の必要性を考慮する．
● LDL-CはFriedewald式（TC － HDL-C － TG/5）で計算する（ただし空腹時採血の場合のみ）．または直接法で求める．
● TGが400mg/dL以上や随時採血の場合はnon-HDL-C（＝ TC － HDL-C）かLDL-C直接法を使用する．ただしスクリーニングでnon-HDL-Cを用いる時は，高TG血症を伴わない場合はLDL-Cとの差が＋30mg/dLより小さくなる可能性を念頭においてリスクを評価する．
● TGの基準値は空腹時採血と随時採血により異なる．
● HDL-Cは単独では薬物介入の対象とはならない．

（日本動脈硬化学会：動脈硬化性疾患予防ガイドライン2022年版. p.22, 2022 より許諾を得て転載）

図 9 動脈硬化性疾患予防から見た脂質管理目標値設定のためのフローチャート

久山町研究によるスコア				予測される10年間の動脈硬化性疾患発症リスク	分類
40～49歳	50～59歳	60～69歳	70～79歳		
0～12	0～7	0～1	—	2%未満	低リスク
13以上	8～18	2～12	0～7	2～10%未満	中リスク
—	19以上	13以上	8以上	10%以上	高リスク

久山町研究のスコア（図10）に基づいて計算する.

*頭蓋内外動脈に 50%以上の狭窄，または弓部大動脈粥腫（最大肥厚 4mm 以上）

注：家族性高コレステロール血症および家族性 III 型高脂血症と診断された場合はこのチャートを用いずに『動脈硬化性疾患予防ガイドライン 2022 年版』第 4 章「家族性高コレステロール血症」，第 5 章「原発性脂質異常症」の章をそれぞれ参照すること.

（日本動脈硬化学会：動脈硬化性疾患予防ガイドライン 2022 年版．p.69．2022 より許諾を得て転載）

図 10 久山町スコアによる動脈硬化性疾患発症予測モデル

①性別	ポイント
女性	0
男性	7

②収縮期血圧	ポイント
<120mmHg	0
120～129mmHg	1
130～139mmHg	2
140～159mmHg	3
160mmHg～	4

③糖代謝異常(糖尿病は含まない)	ポイント
なし	0
あり	1

④血清LDL-C	ポイント
<120mg/dL	0
120～139mg/dL	1
140～159mg/dL	2
160mg/dL～	3

⑤血清HDL-C	ポイント
60mg/dL～	0
40～59mg/dL	1
<40mg/dL	2

⑥喫煙	ポイント
なし	0
あり	2

注 1：過去喫煙者は⑥喫煙はなしとする.

①～⑥のポイント合計	点

右表のポイント合計より年齢階級別の絶対リスクを推計する.

ポイント合計	40～49歳	50～59歳	60～69歳	70～79歳
0	<1.0%	<1.0%	1.7%	3.4%
1	<1.0%	<1.0%	1.9%	3.9%
2	<1.0%	<1.0%	2.2%	4.5%
3	<1.0%	1.1%	2.6%	5.2%
4	<1.0%	1.3%	3.0%	6.0%
5	<1.0%	1.4%	3.4%	6.9%
6	<1.0%	1.7%	3.9%	7.9%
7	<1.0%	1.9%	4.5%	9.1%
8	1.1%	2.2%	5.2%	10.4%
9	1.3%	2.6%	6.0%	11.9%
10	1.4%	3.0%	6.9%	13.6%
11	1.7%	3.4%	7.9%	15.5%
12	1.9%	3.9%	9.1%	17.7%
13	2.2%	4.5%	10.4%	20.2%
14	2.6%	5.2%	11.9%	22.9%
15	3.0%	6.0%	13.6%	25.9%
16	3.4%	6.9%	15.5%	29.3%
17	3.9%	7.9%	17.7%	33.0%
18	4.5%	9.1%	20.2%	37.0%
19	5.2%	10.4%	22.9%	41.1%

（日本動脈硬化学会：動脈硬化性疾患予防ガイドライン 2022 年版．p.69．2022 より許諾を得て転載）

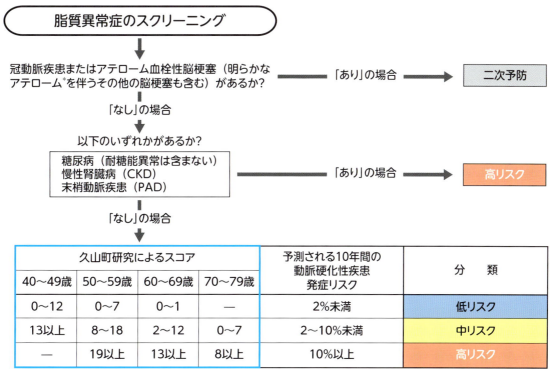

3 治療

> **POINT**
> 一次予防では，生活習慣の改善，二次予防では生活習慣の改善＋薬物療法

【 生活習慣の改善点は？ 】

脂質異常症の治療は，動脈硬化の予防でもあります．そこで，生活習慣の改善としては，禁煙，肥満の解消，健康的な食事，運動習慣，節酒を目標とします．一次予防（疾患の発生を未然に防ぐこと）では，これらの生活習慣の是正が中心となります（図10）．特に，肝臓でコレステロールが過剰に作られないようにするには，肥満の解消，血糖管理，節酒が重要です．また，トリグリセライドを分解する働きがあるリポ蛋白リパーゼを活性化させるため，運動習慣をつけるとよいでしょう．

図10 ｜ 生活習慣の改善による脂質異常症の治療

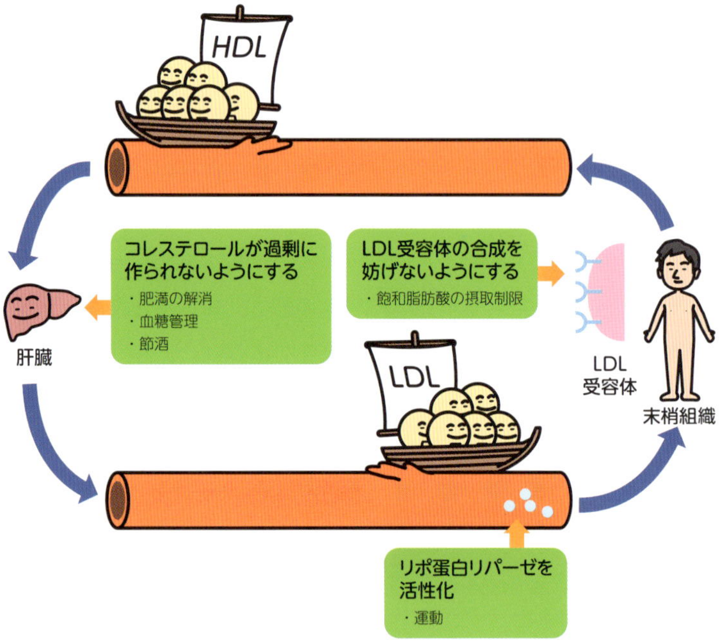

【 薬物療法は？ 】

二次予防では，生活習慣の是正とともに薬物療法が考慮されます（図11）．高コレステロール血症の第一選択薬はスタチン［プラバスタチン（メバロチン®）など］です．スタチンは肝臓でのコレステロールの合成を抑える働きがあります．スタチン単独で管理目標値に達しない場合には，小腸からのコレステロールの吸収を抑える小腸コレステロールトランスポーター阻害薬［エゼチミブ（ゼチーア®）］を併用します．それでも管理目標値に達しない場合にはLDL受容体を増加させるPCSK9阻害薬［エボロクマブ（レパーサ®）］の使用が考慮されます．

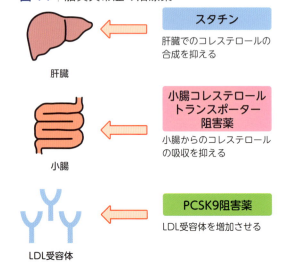

図11 ｜ 脂質異常症の治療薬

脂質異常症のケア・指導のポイント

卵は禁止しないでOK！

「コレステロールが高いから」といって，卵を食べない患者がいますが，卵の摂取を禁止したり，摂取量を極端に減らす必要はありません．むしろ，飽和脂肪酸が多い肉の脂身や菓子類を控えることの方が大切です．

脂質異常のタイプによって食事の注意点は違う！

高LDLコレステロール血症と高トリグリセライド血症では，食事療法の内容が異なります．高LDLコレステロール血症では，コレステロールや飽和脂肪酸，トランス脂肪酸（マーガリンなど）を多く含む食品の摂取量を減らし，食物繊維や植物ステロールを含む食品（野菜，海藻，大豆製品や玄米，ライ麦パンなど）の摂取量を増やすようにします．高トリグリセライド血症では，炭水化物や糖質を多く含む菓子類や飲み物，アルコールを控え，魚類の摂取量を増やします．

高LDLコレステロール血症

控えるもの

飽和脂肪酸を多く含む食品

トランス脂肪酸を多く含む食品

増やすもの

食物繊維や植物ステロールを含む食品

高トリグリセライド血症

控えるもの

炭水化物

アルコール

糖質を多く含む食品

増やすもの

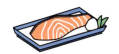

魚類

「酸化させない」生活習慣に！

酸化は加齢によっても促進されますが，喫煙はそれをさらに促進します．そこで，禁煙し，野菜や抗酸化食品を積極的に食べるなど，「酸化させない」生活習慣に変えていくように指導しましょう．

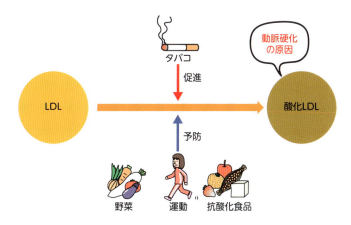

5 メタボリックシンドロームと特定健診・特定保健指導

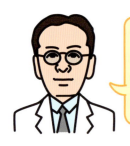

「メタボ」ことメタボリックシンドロームは，医療者だけでなく，一般の人にも馴染みのある言葉になりました．メタボリックシンドロームは多くの生活習慣病と密接な関わりがあるため，早めの改善が求められます．この項目ではさらに，メタボリックシンドローム対策として行われている特定健診・特定保健指導についても解説します．

1 メタボリックシンドロームとは

> **POINT**
> **内臓脂肪の蓄積**に加え，**糖**や**脂質**の**代謝**などに異常をきたした状態

[メタボリックシンドロームとは？]

中年になると，ポッコリとおなかが出てきたのを気にするようになったという人も多いでしょう．もしかすると，それは内臓脂肪が増えているせいかもしれません．近年，日本ではメタボリックシンドロームという言葉が広がり，自分が「メタボ」かどうか気になっている，という人も増えています（**図1**）．

メタボリックシンドロームの「メタボリック」とは代謝のことです．つまり，内臓脂肪の蓄積に加え，糖や脂質の代謝などに異常をきたした状態が，代謝症候群＝メタボリックシンドロームです（**図2**）．

図1｜日本でも「メタボ」が増加中

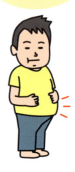
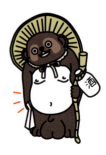

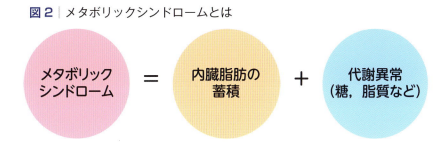

図2 | メタボリックシンドロームとは

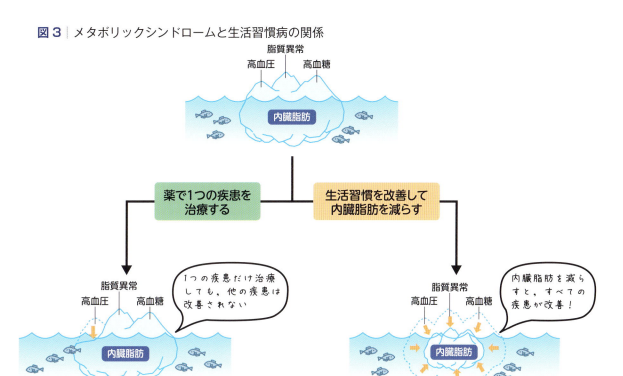

図3 | メタボリックシンドロームと生活習慣病の関係

メタボリックシンドロームと生活習慣病との関係は？

メタボリックシンドロームと生活習慣病の関係は，氷山にたとえられることがあります（図3）．氷山のうち，海中に潜っているのが内臓脂肪，海面上に出ているのが，脂質異常，高血圧，高血糖です．海面上に出ている氷を削っても水面下の氷の部分は変わらないのと同様に，高血圧に対して降圧薬を投与しても，原因となっている内臓脂肪が異常に蓄積した状態は変わりません．しかし，減量や運動など生活習慣の改善を行い，内臓脂肪を減少させることで，すべての病態がよくなります．「元から断たなきゃダメ」ということですね．

また，メタボリックシンドロームは脳梗塞や心筋梗塞などを引き起こす動脈硬化の原因でもあります（図4）．

第2章 疾患別 知っておきたい知識とケア

図4 | メタボリックシンドロームと動脈硬化

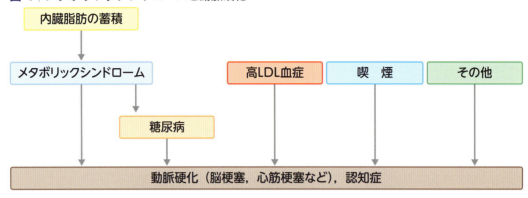

2 検査・診断

> **POINT**
> ウエスト周囲径が**男性85 cm**，**女性90 cm**を超え，**高血圧・高血糖・脂質異常**のうち**2つ以上**が該当

[診断基準は？]

　冒頭で解説したように，メタボリックシンドロームとは，内臓脂肪の蓄積に加え，糖や脂質の代謝などに異常をきたした状態です．そこで，内臓脂肪の蓄積を判定するためにウエスト周囲径を測定し，男性なら85 cm，女性なら90 cmを超えていて，なおかつ高血圧・高血糖・脂質異常の3項目のうち2つ以上該当した場合にメタボリックシンドロームと診断しています．

[内臓脂肪の測定方法は？]

　メタボリックシンドロームの判定には，内臓脂肪の蓄積が必須の条件となっています．厳密には内臓脂肪面積が100 cm^{2}以上の場合，内臓脂肪の蓄積があると判断されており，測定には腹部MRIやCTスキャンなどを用います（図5，表1）．現在では，腹部に電極の付いたベルトを巻き，臍部と背部の電極間に交流微電流を流すことで脂肪の面積を測定する腹部生体インピーダンス法を用いて測定することも可能です．

図 5 内臓脂肪の測定方法の例

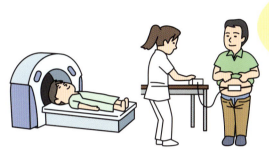

MRIやCTスキャンのほかに，腹部生体インピーダンス法を用いて測定することもできます．

表 1 内臓脂肪測定法の比較

	MRI	CTスキャン	インピーダンス法	腹　囲
精　度	高い （欧米，標準）	高い （日本，標準）	比較的高い （CTとの相関）	低い
位　置	仰臥位 （臍周囲立体画像）	仰臥位（臍位）	立位（臍位） 仰臥位	立位（臍位）
利用度	（欧米で）一般的	一般的 （12,000台）	実用化	一般的，健康診断 （メジャーで手測定）
価　格	高価	高価	安価	安価
被　曝	無 X線技師不用	有（1回5mSv） X線技師が測定	無 （くり返し測定可）	無
使用目的	診断（医療行為）	診断（医療行為）	診断と蓄積度判定	スクリーニングと 蓄積度判定
インパクト	大きい （立体画像・視覚化）	大きい （視覚化）	比較的大きい	小さい

このように内臓脂肪を直接的に測定することができればよいのですが，現実的な問題として，メタボリックシンドロームが疑われる人全員にそれらの検査を行うことはできません．そこで，実際の診断には，内臓脂肪面積が100 cm²に相当するウエスト周囲径（男性85 cm以上，女性90 cm以上）が用いられているのです（図6）．なお，ウエスト周囲径とは，ズボンやスカートの腹囲や腰の最も細い部分のことではありません．内臓脂肪面積を測定する位置（第4・5胸椎間）と合わせるために，臍の位置か肋骨の下端と骨盤の上端の中点（肥満のため臍が下の方へ移動している人の場合）で測定することになっています（図7）．ところが，測定時に少しでも細く見せようとする人もいます．そこで，立った状態で軽く息を吐いた時点で測定するとよいでしょう（図8）．

代謝異常の基準は？

代謝異常に関する基準は，日本内科学会等が定めた基準，国民健康・栄養調査が定めた基準，特定健診で用いる基準があり，それぞれ若干異なります（表2）．日本内科学会等（2005年）の基準では，高血糖や脂質異常の判定には空腹時の採血結果を用いますが，国民健康・栄養調査では，必ずしも空腹時の結果ではないので，食事の影響を受ける中性脂肪の値は除外され，空腹時血糖の代わりにHbA1c

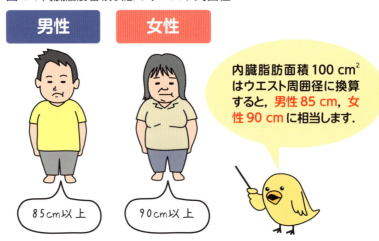

図6 内臓脂肪蓄積状態のウエスト周囲径

図7 ウエスト周囲径の測定位置

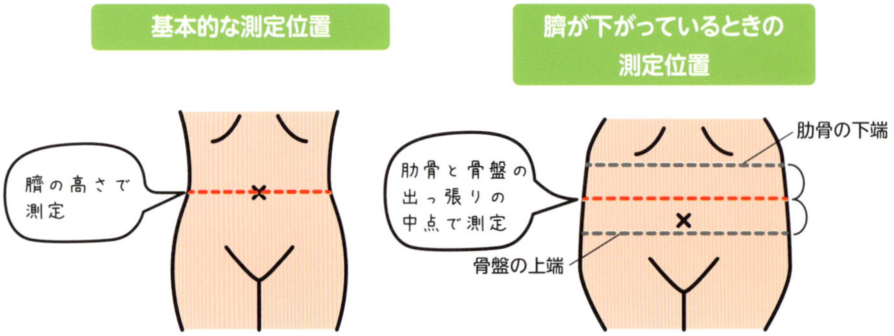

図8 │ 測定時のコツ

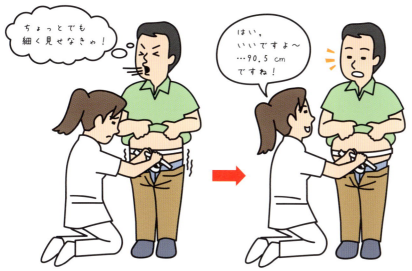

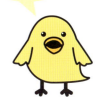

息を吸って少しでも細く見せようとする人がいますが，軽く息を吐いた時点で測定するとよいでしょう．

表2 │ メタボリックシンドロームの診断基準（代謝異常）

	日本内科学会等（2005年）	国民健康・栄養調査	特定健診
脂質異常			
高トリグリセリド血症	≧150 mg/dL		≧150 mg/dL
低HDLコレステロール血症	<40 mg/dL	<40 mg/dL	<40 mg/dL
服　薬		コレステロールを下げる薬，トリグリセライドを下げる薬	
高血圧			
収縮期血圧	≧130 mmHg	≧130 mmHg	≧130 mmHg
拡張期血圧	≧85 mmHg	≧85 mmHg	≧85 mmHg
服　薬		血圧を下げる薬	血圧を下げる薬
高血糖			
空腹時血糖	≧110 mg/dL		≧100 mg/dL
HbA1c		≧6.0%	≧5.6%
服　薬		血糖を下げる薬，インスリン注射	血糖を下げる薬，インスリン注射
備　考	空腹時採血	随時採血 メタボリックシンドロームが強く疑われる者	

が用いられています．一方，特定健診では，空腹時血糖が100 mg/dLと厳しめの値になっています．これは，特定健診では，メタボリックシンドロームだけでなく，糖尿病予防を目的としたスクリーニングをしているためです．

3 特定健診・特定保健指導とは

> **POINT**
> メタボリックシンドロームや予備群の人を減少させるために行われている

特定健診・特定保健指導とは？

2008年度から，メタボリックシンドロームに該当する人やその予備群の人を減少させるため，特定健康診査（特定健診）がスタートしました．40〜74歳の人が対象で，2014年の時点で約2,620万人が特定健診を受診しています．

通常の健康診断は，病気の早期発見を目的としたものですが，特定健診は，メタボリックシンドロームに着目し，生活習慣病予防のための保健指導（特定保健指導）を必要とする人を抽出するために行われます．

特定健診では何をする？

特定健診では，身体測定，血圧測定，血液検査などが行われます（表3）．医師が必要と認めた場合には，心電図，眼底検査，貧血検査などが行われます．これらに加え，2018年度からは脂質検査で「non-HDLコレステロール」を用いた評価もできるようになりました．また，糖尿病性腎症の重症化予防のために，腎機能の評価ができる血清クレアチニン検査が詳細健診の項目に加わりました．

その他，服薬歴や喫煙歴，食事や運動をはじめとする生活習慣に関する詳細な問診も行います．厚労省によって特定健診で用いる標準的な質問票が定められており（表4），たとえば運動の項目では，運動習慣の有無，身体活動量，歩行速度について，食事の項目では，食べる速度，遅い夕食，間食や甘い飲み物，朝食欠食について，飲酒の項目では休肝日の有無と1回の飲酒量について，睡眠の項目では睡眠時間ではなく，睡眠で休養が十分にとれているかについてを尋ねています．生活習慣の改善の意欲についても行動変容のステージ（p.91参照）に基づいて尋ねる質問もあります．

表3 | 特定健診の項目

項目	検査内容
標準的な質問票	服薬歴，喫煙歴，生活習慣等
身体計測，血圧測定	身長，体重，BMI，腹囲
血液検査	脂質検査，血糖検査，肝機能検査
尿検査	尿糖，尿蛋白
詳細健診*	心電図，眼底検査，貧血検査，血清クレアチニン検査

＊：医師が必要と認める場合に実施．

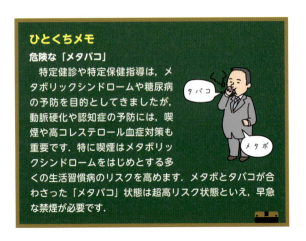

ひとくちメモ
危険な「メタバコ」
特定健診や特定保健指導は，メタボリックシンドロームや糖尿病の予防を目的としてきましたが，動脈硬化や認知症の予防には，喫煙や高コレステロール血症対策も重要です．特に喫煙はメタボリックシンドロームをはじめとする多くの生活習慣病のリスクを高めます．メタボとタバコが合わさった「メタバコ」状態は超高リスク状態といえ，早急な禁煙が必要です．

5. メタボリックシンドロームと特定健診・特定保健指導

表4 標準的な質問票

		質問項目	回答
1-3		現在，aからcの薬の使用の有無*	
	1	a. 血圧を下げる薬	①はい ②いいえ
	2	b. 血糖を下げる薬またはインスリン注射	①はい ②いいえ
	3	c. コレステロールや中性脂肪を下げる薬	①はい ②いいえ
4		医師から，脳卒中（脳出血，脳梗塞等）にかかっているといわれたり，治療を受けたことがありますか.	①はい ②いいえ
5		医師から，心臓病（狭心症，心筋梗塞等）にかかっているといわれたり，治療を受けたことがありますか.	①はい ②いいえ
6		医師から，慢性腎臓病や腎不全にかかっているといわれたり，治療（人工透析など）を受けていますか.	①はい ②いいえ
7		医師から，貧血といわれたことがある.	①はい ②いいえ
8		現在，たばこを習慣的に吸っている. （※「現在，習慣的に喫煙している者」とは，「合計100本以上，または6ヵ月以上吸っている者」であり，最近1ヵ月間も吸っている者）	①はい ②いいえ
9		20歳の時の体重から10kg以上増加している.	①はい ②いいえ
10		1回30分以上の軽く汗をかく運動を週2日以上，1年以上実施	①はい ②いいえ
11		日常生活において歩行又は同等の身体活動を1日1時間以上実施	①はい ②いいえ
12		ほぼ同じ年齢の同性と比較して歩く速度が速い.	①はい ②いいえ
13		食事をかんで食べる時の状態はどれにあてはまりますか.	① 何でもかんで食べることができる ② 歯や歯ぐき，かみあわせなど気になる部分があり，かみにくいことがある ③ ほとんどかめない
14		人と比較して食べる速度が速い.	①速い ②ふつう ③遅い
15		就寝前の2時間以内に夕食をとることが週に3回以上ある.	①はい ②いいえ
16		朝昼夕の3食以外に間食や甘い飲み物を摂取していますか.	① 毎日 ②時々 ③ ほとんど摂取しない
17		朝食を抜くことが週に3回以上ある.	①はい ②いいえ
18		お酒（日本酒，焼酎，ビール，洋酒など）を飲む頻度	①毎日 ②時々③ほとんど飲まない（飲めない）
19		飲酒日の1日当たりの飲酒量 日本酒1合（180mL）の目安：ビール500mL，焼酎（25度（110mL），ウイスキーダブル1杯（60mL），ワイン2杯（240mL）	①1合未満 ②1～2合未満 ③2～3合未満 ④3合以上
20		睡眠で休養が十分とれている.	①はい ②いいえ
21		運動や食生活等の生活習慣を改善してみようと思いますか.	①改善するつもりはない ②改善するつもりである （概ね6ヵ月以内） ③近いうちに（概ね1ヵ月以内）改善するつもりであり，少しずつ始めている ④既に改善に取り組んでいる （6ヵ月未満） ⑤既に改善に取り組んでいる （6ヵ月以上）
22		生活習慣の改善について保健指導を受ける機会があれば，利用しますか.	①はい ②いいえ

*医師の判断・治療のもとで服薬中のものを指す.

（厚生労働省：標準的な健診・保健指導プログラム【平成30年度版】，2018より）

特定保健指導の対象になるのは？

特定健診の後は，受診者に健診結果の情報提供を行うとともに，特定保健指導対象者の選定や医療機関への受診勧奨を行います（図9）．ウエスト周囲径やBMIに加え，血糖・脂質・血圧の追加リスク，喫煙歴の有無によって特定保健指導のレベルの振り分けが行われます（表5）．特定保健指導のレベルには動機付け支援と積極的支援があり，40～64歳では，動機付け支援か積極的支援のどちらかに，65～74歳では，動機付け支援のみになります．ただし，服薬中の人は，医療保険者による特定保健指導の対象としません．

なお，特定保健指導の該当者は約440万人（16.8％）なのに対し，特定保健指導の修了者は約80万人にすぎません．

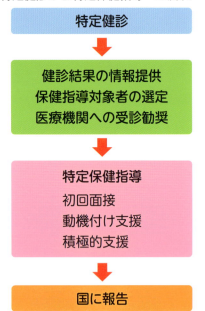

図9 特定健診から特定保健指導への流れ

表5 特定保健指導レベルの振り分け（階層化）

腹囲	追加リスク ①血糖 ②脂質 ③血圧	④喫煙歴	40～64歳	65～74歳
≧85cm（男性） ≧90cm（女性）	2つ以上該当	―	積極的支援	動機付け支援
	1つ該当	あり	積極的支援	
		なし	動機付け支援	
上記以外で BMI≧25	3つ該当	―	積極的支援	
	2つ該当	あり	積極的支援	
		なし	動機付け支援	
	1つ該当	―		

（厚生労働省：特定健診・保健指導の現行制度についてより）

【動機付け支援とは？】

　個別面接またはグループ支援を原則1回行い，対象者が自らの生活習慣を振り返り，行動目標を立て，行動に移し，その生活が継続できることを目指した支援です．6ヵ月後に通信等（電話，メール，ファクシミリ，手紙等）を利用して評価を行います．

【積極的支援とは？】

　動機付け支援に加え，3ヵ月以上の定期的・継続的な支援（電話，メール，ファクシミリ，手紙等を利用）を行い，対象者が自らの生活習慣を振り返り，行動目標を立て，行動に移し，その生活が継続できることを目指した支援です．6ヵ月後に通信等を利用して評価を行います．ただし，2018年度からは初回面接日から最低基準が3ヵ月経過後となりました．その理由は，限られた人員でより多くの対象者に保健指導を実施するためと，保健指導による体重変化が大きいのは3ヵ月後までで，3～6ヵ月はリバウンド防止の観点を重要視しているためです．

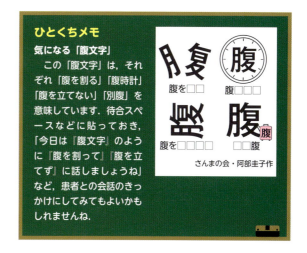

ひとくちメモ
気になる「腹文字」
　この「腹文字」は，それぞれ「腹を割る」「腹時計」「腹を立てない」「別腹」を意味しています．待合スペースなどに貼っておき，「今日は『腹文字』のように『腹を割って』『腹を立てず』に話しましょうね」など，患者との会話のきっかけにしてみてもよいかもしれませんね．

6 痛風・高尿酸血症

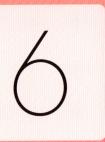

「痛風」や「尿酸値」という言葉は，いまでは医療者以外にとってもなじみのある言葉となりました．しかし，これらについてきちんと説明できますか？ 看護師にとっても痛風やその原因となる高尿酸血症は，実は知らないことがある疾患かもしれません．そこでこの項目では，「尿酸とはなにか？」から痛風・高尿酸血症について解説していきます．

1 痛風・高尿酸血症とは

❗POINT
血液中の尿酸が異常に増える病気

[痛風の原因は？]

「風が吹いても痛い」ことから名づけられた「痛風」という病気．足の指の付け根のあたりに痛みがくるのが特徴的です．その歴史は古く，アレクサンダー大王，宗教改革を行ったルター，芸術家のミケランジェロやレオナルド・ダ・ヴィンチ，科学者のニュートンやダーウィンなどの有名人も痛風で悩んでいたとか．ちなみに，恐竜のティラノサウルス・レックスも痛風であったとの報告もあります（図1）．

痛風の原因となるのが，血液の中に尿酸が異常に増える高尿酸血症という病気です．高尿酸血症は，痛風発作のほか，痛風結節，腎障害，尿路結石の原因や，動脈硬化の危険因子にもなります．男性に多く発症し，30歳代男性の高尿酸血症の頻度は30％に達するともいわれています．

図1 | 痛風発作

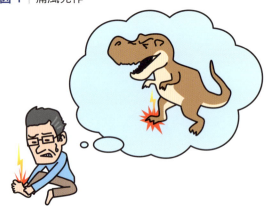

尿酸とは？

尿酸とは，細胞の核などに含まれているプリン体という物質が代謝してできた老廃物のことです．車やベランダに鳥が白い糞を落としていることがありますが，その白い物質が尿酸なのです（図2）．

成人の身体の中には約1,000 mgの尿酸が蓄積されています．これを尿酸プールといいます（図3）．このプールにたまる尿酸の量は，体内で作られる量（産生量）と体外に出される量（排泄量）でバランスがとられています．1日で食べ物から入る尿酸の量は約100 mgに対し，体内で合成させる尿酸の量は約500 mgもあります．そのうち吸収されず，便中に排泄されるのが約100 mgに対し，尿中に排泄されるのが約500 mgとなります．

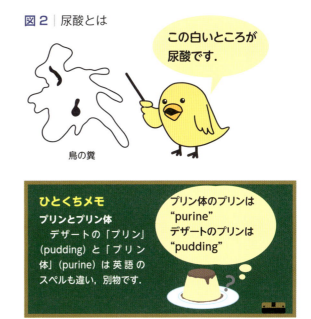

図2｜尿酸とは

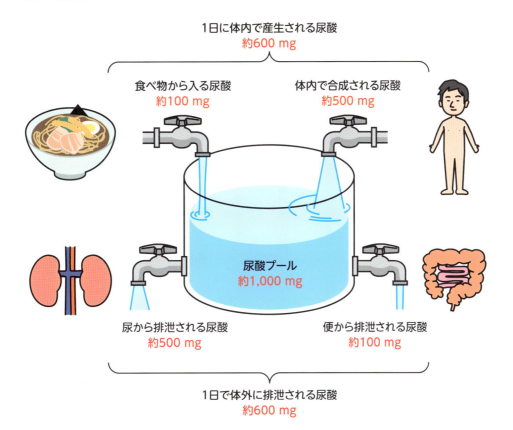

図3｜尿酸プール

なぜ，尿酸値が上がる？

血液中の尿酸値は，尿酸の産生量が多くても，排泄量が少なくても高くなります．

尿酸を作りすぎるタイプを尿酸産生過剰型，尿酸をうまく排泄できないタイプを尿酸排泄低下型，両方を併せ持つタイプを混合型といいます（図4）．日本人に最も多いのが，尿酸排泄低下型です．

また，悪性腫瘍など細胞が壊れやすい状態では，尿酸の産生量が高まります．その他，利尿薬や腎機能障害によって尿酸の排泄が低下しても，血中の尿酸値が高くなります．

図4｜高尿酸血症のタイプ

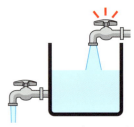
尿酸産生過剰型
尿酸を作りすぎるタイプ

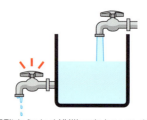
尿酸排泄低下型
尿酸をうまく排泄できないタイプ

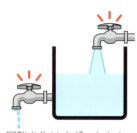
混合型
尿酸を作りすぎ，なおかつうまく排泄できないタイプ

なぜ，尿酸値が上がると痛風になる？

尿酸値が上がり，高尿酸血症になると，次第に血液中に溶けきれない尿酸が結晶となります（尿酸塩結晶，図5）．この尿酸塩結晶が関節など，身体のさまざまなところに沈着していくのです．沈着していた尿酸塩結晶が関節腔内にはがれ落ち，それを白血球が攻撃するため，激しい炎症が起こるのです．

症状は？

痛風の症状としては，典型的には片側の足の親指の付け根の関節に激痛・腫れが起こります（痛風発作）．症状が出てから，1日以内にピークに達します．また，以前にも痛風発作を起こした人には痛風結節を認める場合があります（図6）．

図5｜尿酸の結晶化

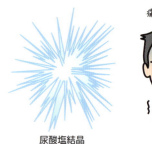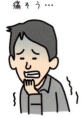
尿酸塩結晶

図6｜痛風結節ができやすい部位

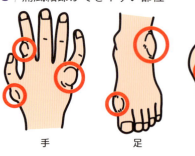
手　　足　　耳

2 検査・診断

> **POINT**
> 血清尿酸値が **7 mg/dL** を超えたら高尿酸血症！

[検査方法は？]

高尿酸血症かどうかを調べるときには，血液検査で血清尿酸値を測定します．

[高尿酸血症の診断基準は？]

血清尿酸値が7 mg/dL以上を超えると高尿酸血症と診断されます．これは血液中で尿酸が溶けきれなくなり，結晶化する濃度が7 mg/dLだからです．

[痛風の診断基準は？]

痛風は，関節の痛み・腫れなどの症状をもとに医師が診断します．参考にアメリカリウマチ学会の診断基準を**表1**に示します．

表1 痛風の診断基準

A. 関節液中に尿酸塩結晶が存在すること
B. 痛風結節の存在が証明されること
C. 以下のうち6項目以上を満たすこと
　①2回以上の急性関節炎の既往
　②4時間以内に炎症がピークに達する
　③単関節炎
　④関節の発赤
　⑤第一中足趾節関節の疼痛または腫脹
　⑥片側の第一中足趾節関節の病変
　⑦片側の足根関節の病変
　⑧痛風結節（確診または疑診）
　⑨血清尿酸値の上昇
　⑩X線上の非対称性腫脹
　⑪発作の完全な寛解

(Wallace SL, et al: Arthritis Rheum, 20（3）: 895-900, 1977 より)

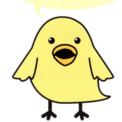

A，B，Cのいずれかを満たせば痛風と診断されます．

3 治療

> **!POINT**
> **生活習慣の改善**と**薬物療法**を組み合わせる

[生活習慣の改善点は？]

高尿酸血症には飲酒管理，体重管理など生活習慣の改善が有効です（表2）．

アルコールは摂取量が多いほど，痛風になりやすいため，節酒が必要となります．食事の面では，肉類，砂糖入りソフトドリンク，果糖の摂取が多い人は痛風になりやすいことがわかっています．逆に，乳製品をよくとる人は痛風になりにくいとされています．

運動面では，ランニング距離が長い人，日常的に適度な運動を行っている人は痛風になりにくいとされています．また，尿路結石を予防するためには，1日に2L以上の尿量の確保を目指し，水分をこまめにとったり，尿のアルカリ化を目指して，野菜の摂取を促します．

[薬物療法は？]

痛風発作の前兆や発作時には，薬物療法が行われます．痛風発作を繰り返す人や痛風結節を認める人は薬物療法の適応で，再発を予防するための管理目標値は 6.0 mg/dL です．

尿酸値を下げる薬剤には，尿酸の生成を抑える「尿酸生成抑制薬」と尿酸の排泄を促す「尿酸排泄促進薬」があります（図7）．痛風発作で痛みがあれば，鎮痛薬として NSAIDs などを用います．炎症を抑えるためにステロイドを用いることもあります．

一方，症状のない無症候性の高尿酸血症に対しては，血清尿酸値が 8.0 mg/dL 以上が投与の目安とされていますが，適応は慎重にすべきとされています．

表2｜痛風・高尿酸血症の治療

治療法	具体的な指導例
飲酒管理	節酒（日本酒1合程度）
体重管理	肥満の是正
食事療法	肉類，砂糖入りソフトドリンク，果糖の過剰摂取に注意 尿アルカリ化を目指して野菜摂取を推奨
運動療法	ウォーキングなどの有酸素運動
薬物療法	尿酸生成抑制薬，尿酸排泄促進薬
その他	水分摂取の励行

図7｜尿酸降下薬のメカニズム

尿酸生成抑制薬	尿酸排泄促進薬
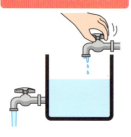	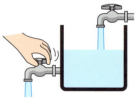
働き 尿酸が体内で生成されるのを抑制	**働き** 尿酸が体外に排泄されるのを促進
代表的な薬剤 アロプリノール（ザイロリック®）など	**代表的な薬剤** プロベネシド（ベネシッド®）ブコローム（パラミヂン®）ベンズブロマロン（ユリノーム®）など

痛風・高尿酸血症のケア・指導のポイント

肥満を伴う患者には,まず体重管理から!

尿酸はプリン体の代謝産物ですが,プリン体を多く含む食品を控えるだけでは,尿酸値はなかなか下がりません.なぜなら,尿酸プールから考えると,食べ物から入るプリン体から作られる尿酸よりも体内で作られる尿酸の方が多いからです.

この尿酸の産生を抑えるためには肥満の是正が先決です.また,腎臓からの排泄量を低下させるのも肥満です.そのため,肥満を伴う痛風・高尿酸血症の人には体重管理の話からスタートするのがポイントです.

ビール以外のアルコールにも注意!

アルコールの中では高級ビールがプリン体の含有量が最も多く,生ビールジョッキ1杯程度の量であれば,焼酎やウィスキーなど,プリン体の少ないアルコール飲料に変えることで,尿酸値の上昇を抑えることが期待されます.ところが,焼酎でも3杯を超えるとアルコール自体が尿酸値に悪さをします.お酒の種類を変えても,飲み過ぎには注意するように説明しておくことが大切です.

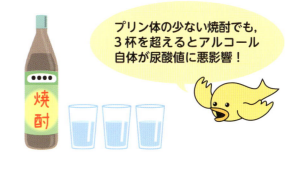

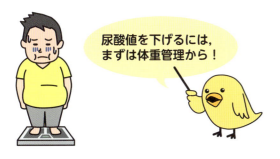

痛風発作を起こしやすい典型的なパターンがある!

適度な運動を日常的にしている人は痛風になりにくいのですが,運動不足の人が,たまに激しい運動をすると尿酸値が上がります.また,脱水も尿酸値を上昇させます.

つまり,たまのゴルフ,その後にサウナに入り,生ビールを何杯も飲むのが痛風発作を起こしやすい典型的なパターンです(たまの激しい運動→脱水→ビールの多量飲酒).

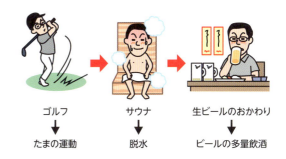

7 脂肪肝

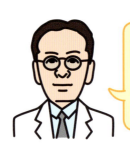

脂肪肝は健康診断で指摘されることも多い生活習慣病のひとつですが，放っておくと肝硬変や肝がんまで進行することもあります．肝臓は「沈黙の臓器」とも呼ばれ，重篤な状態に進行するまで自覚症状がないことが多いです．「たかが脂肪肝」と軽く考えず，治療や状態の改善に取り組む必要があります．

1 脂肪肝とは

!POINT
肝臓に脂肪が異常に蓄積した状態

[どうして脂肪肝になるの？]

肝臓は，成人では1,200〜1,500 gの重さがあり，人間の身体のなかで最も大きな臓器です（**図1**）．さまざまな物質を代謝したり，解毒したり，胆汁を作るなどといった働きをする「化学工場」であるとともに，栄養を蓄える「倉庫」としての役割もあります．たとえば，ブドウ糖はグリコーゲンの形で肝臓に蓄えられて，必要なときに血液にブドウ糖を放出します．

ところが，肝臓には脂肪も蓄積するため，異常に蓄積すると脂肪肝になります（**図2**）．ガチョウにたくさんの餌を与えて作られるフォアグラや，餌の少ない深海にすみ，栄養を肝臓に蓄え少しずつ使っているあんこうの肝（あんきも）をイメージするとよいかもしれません（**図3**）．

図1 | 肝臓の位置

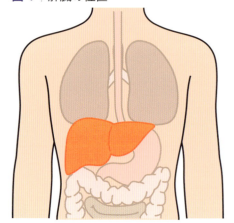

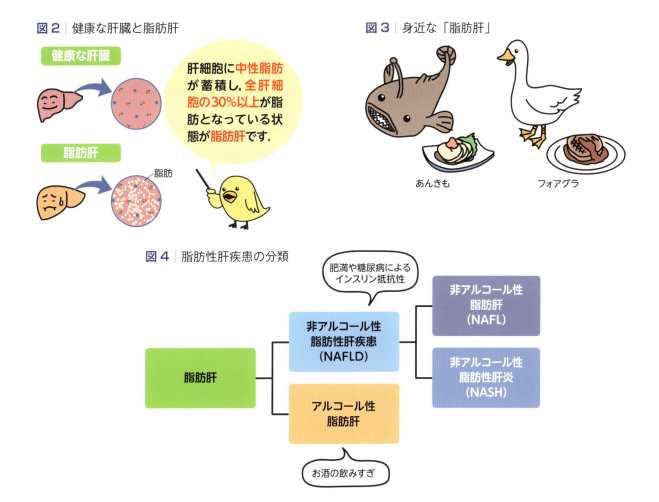

脂肪肝の分類は？

脂肪性肝疾患は，まず大きくアルコール性と非アルコール性に分かれます（図4）．アルコール性の脂肪肝は，お酒の飲み過ぎによって，肝臓に中性脂肪が蓄積されるために起こります．これは，アルコールが肝臓で分解されるときに中性脂肪が合成されやすくなるためです．しかし，お酒の飲み過ぎ以外に，肥満や糖尿病などによるインスリン抵抗性で脂肪肝になることがあります．これを「非アルコール性脂肪性肝疾患」(nonalcoholic fatty liver disease：NAFLD ナフルド)といいます．

脂肪肝になると何が問題なの？

アルコール性，非アルコール性にかかわらず，脂肪肝には自覚症状がほとんどありません．しかし，いずれの場合も放っておくと深刻な疾患へと繋がる可能性があります．

アルコール性脂肪肝では，そのまま飲酒を続けていると，アルコール性肝炎やアルコール性肝硬変へと進展します．NAFLDは，かつては「良性なので放っておいてもよい」とされていました．しかし，最近の研究では，NAFLDの自然経過をみると，5〜15年のあいだに0〜40％が非アルコール性脂肪性肝炎(nonalcholic steatohepatitis：NASH ナッシュ)に進展し，NASHの5〜20％が肝硬変となり，肝硬変の0〜15％に肝がんの発症がみられることがわかりました（図5）．現在では，これらのステップはさまざまな因子が同時並行に関わっているのではないかと考えられています（multiple-parallel hit hypothesis）．なお，

図5 NAFLDから肝がんへの進展

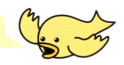

NAFLDやNASHには自覚症状がほとんどないため，気づいたときには肝硬変，ということもありえます．

正常肝 → NAFLD → NASH → 肝硬変 → 肝がん

図6 肥満・メタボリック型の人とPNPLA3遺伝子多型をもつ人との比較

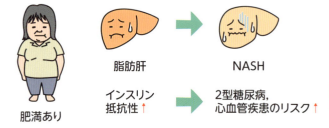

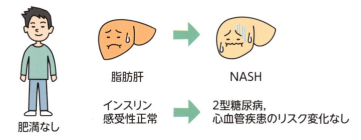

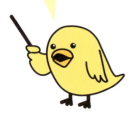

PNPLA3遺伝子多型の人は，NASHにはなりやすいですが，肥満・メタボリック型の人とは違い，糖尿病や心血管疾患のリスクは上がりません．

NAFLDからNASHに進展しても，かなり進行しない限り，自覚症状はやはりほとんどありません．

【脂肪肝になりやすいのはどんな人？】

肥満の人が脂肪肝になりやすいのは当然ですが，なかには肥満ではないにもかかわらず，肝臓に脂肪が溜まり，NAFLDになってしまう人もいます．これは，遺伝が関係しているためで，NAFLDになりやすい遺伝素因として，PNPLA3やMTP遺伝子多型があることがわかっています．このPNPLA3遺伝子のrs738409（I148M）は，インスリン抵抗性との関連は薄いのですが，NASHになりやすいと考えられています（図6）．

また，肥満やメタボリックシンドローム型でインスリン抵抗性による脂肪肝は，NASHだけでなく，2型糖尿病や心血管疾患にもなりやすくなることが知られています．

2 検査・診断

> **POINT**
> **腹部エコー検査**で診断し，**飲酒量**でNAFLDかどうかを分類する

[検査・診断方法は？]

腹部エコーなどの画像診断を行い，診断します（図7）．ここから，まずはウイルス性肝疾患を除外します．さらに，飲酒歴でアルコール性の脂肪肝か非アルコール性の脂肪肝かを分類します．そこで，NAFLDはアルコール性の肝障害を除外するため，飲酒量が純アルコールで男性30 g/日未満，女性20 g/日未満を基準としています．さらにNAFLDかNASHかは，肝生検による組織診断によって診断されます（図8）．

なお，一般的に肝機能が悪化すると異常値となる血液検査の項目には，AST，ALT，γ-GTPがあります．脂肪肝でもこれらの数値に軽度の上昇がみられることが多いですが（アルコール性脂肪肝の場合にはγ-GTPが上昇します），通常の血液検査でNAFLDやNASHに特化して診断が可能な項目はありません．

図7 | 脂肪肝の診断方法

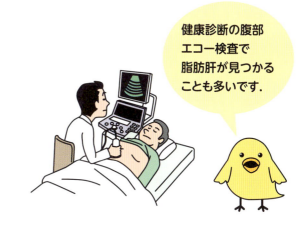

健康診断の腹部エコー検査で脂肪肝が見つかることも多いです．

図8 | NAFLD/NASHの診断フローチャート

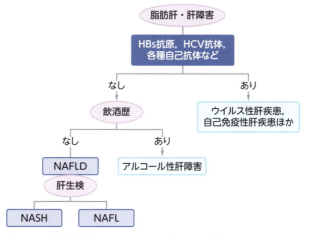

注：HCV抗体陽性例は，HCV-RNAを測定してC型慢性肝炎・肝硬変を鑑別する．
注：NAFLD/NASHと自己免疫性肝炎の鑑別は，困難なことがある．
（「日本消化器病学会：NAFLD/NASH診療ガイドライン2014. p.xvii, 2014, 南江堂」より許諾を得て転載）

3 治療

> **POINT**
> 基本は**食事療法**や**運動療法**などで**その他の生活習慣病の改善**を行う

[生活習慣の改善点は？]

　アルコールによる脂肪肝は断酒することで，2～4週間で肝機能の改善が期待されます．NAFLDについては，現在までのところ特化した薬物療法はないため，主に食事療法と運動療法によって，肥満，糖尿病，脂質異常症，高血圧の是正を目指します．

[薬物療法は？]

　NASHの薬物療法としては，脂質異常症ならエゼチミブやスタチン，糖尿病ならチアゾリジン薬やビグアナイド薬，高血圧ならARBなどの治療薬の有効性が示唆されています．また，高度の肥満を認める場合には，外科療法も検討されます．

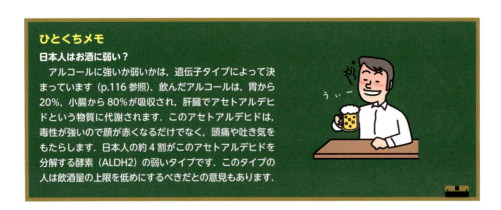

ひとくちメモ
日本人はお酒に弱い？
　アルコールに強いか弱いかは，遺伝子タイプによって決まっています（p.116参照）．飲んだアルコールは，胃から20％，小腸から80％が吸収され，肝臓でアセトアルデヒドという物質に代謝されます．このアセトアルデヒドは，毒性が強いので顔が赤くなるだけでなく，頭痛や吐き気をもたらします．日本人の約4割がこのアセトアルデヒドを分解する酵素（ALDH2）の弱いタイプです．このタイプの人は飲酒量の上限を低めにするべきだとの意見もあります．

脂肪肝のケア・指導のポイント

NAFLDは常にNASHの可能性を念頭に！

NAFLDかNASHかは肝生検で診断することになりますが，全例に肝生検を行うことは不可能です．

そこで，腹部エコー検査などでNAFLDと診断された際には，NASHの可能性があることを念頭に置きます．患者には，決して「脂肪肝は良性なので，心配する必要はありません」などと安易に説明してはいけません．

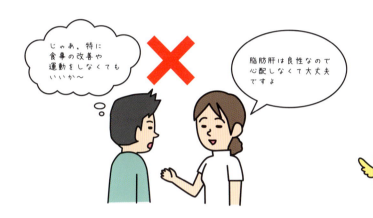

食事による減量と運動がとにかく重要！

アルコール性の脂肪肝は断酒で短期間に改善が見込まれますが，NAFLDの治療は減量と運動が基本です．食事の面では，ご飯・パン・麺類などの炭水化物，飽和脂肪酸をたくさん含んだ菓子や菓子パン，甘い飲料や果物ジュースを控えて，魚介類を積極的にとることで肝機能の改善が期待できます．

運動は有酸素運動でも筋トレでもよいのですが，体重減少を伴わなくとも運動することで肝機能の改善がみられることもあります．

炭水化物
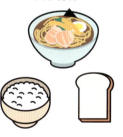

飽和脂肪酸を含んだ菓子・菓子パン
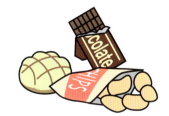

甘い飲料や果物ジュース
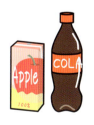

8 慢性腎臓病

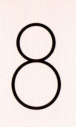

慢性腎臓病は，進行して腎不全に至ると人工透析や腎移植が必要となる疾患というイメージをもっている人もいるでしょう．また，糖尿病や高血圧などの生活習慣病によって引き起こされた場合，一度発症すると治すことが難しい病気でもあります．そこで，なるべく早期に発見し，進行を食い止めなければいけません．

1 慢性腎臓病とは

!POINT
さまざまな原因によって，**慢性的**に**腎臓の機能**が**低下**した状態

[どんな病気？]

　腎臓は，身体の腰のあたりに左右2つある大切な臓器です．そら豆のような形をしていて，その大きさは握りこぶし大です（図1）．腎臓は老廃物を尿から排泄するだけでなく，体内の水分や血圧を調節したり，造血ホルモンであるエリスロポエチンや活性型ビタミンDを作るなどの働きがあります．そのため，何らかの原因で腎臓の機能が低下するとさまざまな症状が出てきます（表1）．さらに腎臓の機能が著しく低下し，腎不全に至ると，人工透析や腎移植をしないと，生命を維持できなくなります（図2）．
　このように腎臓の機能が低下した状態を慢性腎臓病（chronic kidney disease），英語の頭文字をとって"CKD"とよびます（図3）．

図1｜腎臓の位置

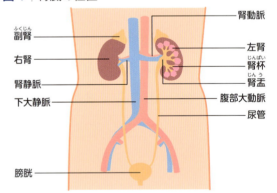

8. 慢性腎臓病

表1｜腎臓の働きと腎機能低下時に出やすい症状

腎臓の働き	腎機能低下時の症状
老廃物を尿から排泄する	尿毒素がたまることによるむかつき，食欲不振，だるさ，頭痛など
体内の水分量を調節する	むくみ
血圧を調節する	高血圧
造血ホルモンを作る	貧血
活性型ビタミンDを作る	骨が弱くなる

図2｜人工透析

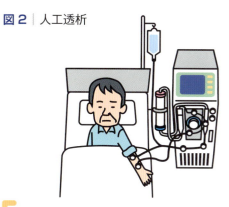

図3｜CKD？

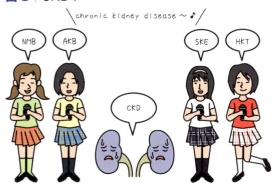

原因は？

原因はさまざまですが，主なものとしては，糸球体の炎症によって腎臓の濾過機能が低下する慢性糸球体腎炎のほか，糖尿病による糖尿病性腎症，高血圧による腎硬化症といった生活習慣病由来の疾患が挙げられます．特に，糖尿病が進行することで発症する糖尿病性腎症は，糖尿病の3大合併症である「し（神経）・め（眼）・じ（腎臓）」（p.27参照）のひとつですが，慢性腎臓病から透析を導入する原因のうち，最も多いのがこの疾患です．

2 検査・診断

> **POINT**
> 尿・血液検査などを行い，3ヵ月以上，腎臓が悪い状態が続いた場合に診断

検査方法は？

尿検査や血液検査，画像診断などを行います．尿検査では尿蛋白を，血液検査では血清クレアチニン（Cr）の値を調べます．画像診断では，エコー検査やCTを用いて腎臓の形や大きさ，腫瘍や結石などといった合併症の有無をみます．

診断基準は？

慢性腎臓病は，慢性的に（3ヵ月以上），腎臓が悪い状態が続いたときに診断されます（表2）．このとき，腎臓が悪くなった原因は関係ありません．

糸球体濾過量（GFR）って？

表2の診断基準で示されているGFR（glomerular filtration rate）とは，糸球体濾過量の

表2 | 慢性腎臓病（CKD）の診断

CKDの定義は以下の通りであり、①、②のいずれか、または両方が3ヵ月を越えて持続することで診断する。
①尿異常、画像診断、血液検査、病理診断で腎障害の存在が明らか、特に0.15g/gCr以上の蛋白尿（30mg/gCr以上のアルブミン尿）の存在が重要
②GFR＜60mL/分/1.73m²

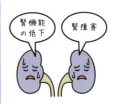

（日本腎臓学会：エビデンスに基づくCKD診療ガイドライン2023, p.3, 2023より許諾を得て転載）

ことで、腎臓がどれくらい老廃物を尿へ排泄する能力があるかどうかを示しています。GFRの値が低いほど、腎臓の働きが悪いということです。詳しく調べるには24時間、尿を溜める必要がありますが、外来で行うのは大変なので、Cr値、年齢、性別からGFRを推定します（**表3**）。そこで、「GFRを推算する（estimated）」という意味からeGFRとよばれています。年齢、血清Cr値、性別の3つから簡便に計算できるので、健康診断や医療機関で汎用されています。

しかし、腎臓から排泄される代表的な老廃物にはCrのほかに、血清尿素窒素（BUN）もあります。なぜ、eGFRでは、BUNではなくCrを使うのでしょうか。それは、Crが糸球体から濾過された後、尿にほとんどが排泄されるのに対し、BUNは浸透圧を一定に保つために尿細管から一部が再吸収されてしまい、GFRを正確に推定することはできないためです。ただし、Crは筋肉のエネルギー源であるクレアチンリン酸の代謝産物です。そのため、筋肉量の多い人は血清Cr値が高めになるため、eGFRは低めになります。逆に、筋肉量が少ない人は血清Cr値が低め、eGFRは高めになるので注意が必要です（**図4**）。

なお、筋肉量に左右されない検査値として、血清シスタチンC値があります。アスリートで筋肉が多い人、逆に寝たきりで筋肉量が低下している人や、

表3 | eGFRの推算式（血清クレアチニンを用いたもの）

JSN eGFRcr：男性 194×血清Cr（mg/dL）$^{-1.094}$×年齢（歳）$^{-0.287}$　　　（mL/分/1.73m²）
　　　　　　：女性 194×血清Cr（mg/dL）$^{-1.094}$×年齢（歳）$^{-0.287}$×0.739（mL/分/1.73m²）

（日本腎臓学会：エビデンスに基づくCKD診療ガイドライン2023, p.5, 2023より許諾を得て転載）

図4 | 筋肉量とCr, eGFRの関係

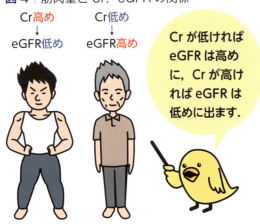
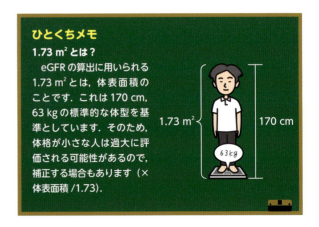

小柄な高齢女性ではGFRを正確に推定するため，Crの代わりに用いることができます（eGFRcys）．

重症度の分類は？

これらの検査結果から腎機能のステージを分類します．なお，CKDはGFRの値によって6つに分類されます（図5）．さらに，糖尿病などでは尿にアルブミンが漏れ出てくることも多いので，蛋白尿区分と合わせて，腎臓専門医に紹介する基準が定められています（表4）．

図5 | 腎機能によるステージの分類

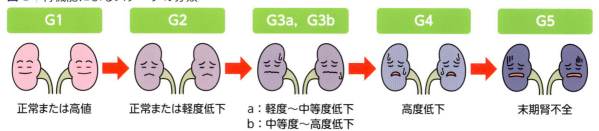

G1	G2	G3a, G3b	G4	G5
正常または高値	正常または軽度低下	a：軽度〜中等度低下 b：中等度〜高度低下	高度低下	末期腎不全

表4 | かかりつけ医から腎臓専門医・専門医療機関への紹介基準

原疾患	蛋白尿区分		A1	A2	A3
糖尿病性腎臓病	尿アルブミン定量（mg/日） 尿アルブミン/Cr比（mg/gCr）		正常 30未満	微量アルブミン尿 30〜299	顕性アルブミン尿 300以上
高血圧性腎硬化症 腎炎 多発性嚢胞腎 その他	尿蛋白定量（g/日） 尿蛋白/Cr比（g/gCr）		正常 （−） 0.15未満	軽度蛋白尿 （±） 0.15〜0.49	高度蛋白尿 （＋〜） 0.50以上
GFR区分 (mL/分/ 1.73 m²)	G1	正常または高値	≧90		血尿＋なら紹介，蛋白尿のみならば生活指導・診療継続	紹介
	G2	正常または軽度低下	60〜89		血尿＋なら紹介，蛋白尿のみならば生活指導・診療継続	紹介
	G3a	軽度〜中等度低下	45〜59	40歳未満は紹介，40歳以上は生活指導・診療継続	紹介	紹介
	G3b	中等度〜高度低下	30〜44	紹介	紹介	紹介
	G4	高度低下	15〜29	紹介	紹介	紹介
	G5	高度低下〜末期腎不全	<15	紹介	紹介	紹介

上記以外に，3ヵ月以内に30%以上の腎機能の悪化を認める場合は速やかに紹介．
上記基準ならびに地域の状況等を考慮し，かかりつけ医が紹介を判断し，かかりつけ医と腎臓専門医・専門医療機関で逆紹介や併診等の受診形態を検討する．

（作成：日本腎臓学会，監修：日本医師会）
（日本腎臓学会：エビデンスに基づくCKD診療ガイドライン2023，p.18，2023より許諾を得て転載）

3 治療

> **POINT**
> 原因となる疾患の治療と禁煙・減量・減塩などの生活習慣の改善を行う

治療の方針は？

慢性糸球体腎炎による慢性腎臓病では，免疫抑制療法などの治療を行えば寛解を目指すこともできるようになってきました．しかし，糖尿病性腎症をはじめとする生活習慣病由来の慢性腎臓病では，一度悪化した腎機能を回復させることはできません．末期腎不全となったら，人工透析や腎移植を行わなければなりません．あくまで進行を抑えることが治療の中心となります．そこで，まずは腎臓が悪くなった原因である糖尿病や高血圧などの治療を優先して行います．表5に例として糖尿病における血圧，血糖，脂質の管理目標値を示します．

表5 | 腎臓を守るための管理目標値（糖尿病）

項　目	管理目標値
血　圧	130/80 mmHg未満
血　糖	HbA1c 7.0%未満
脂　質	LDL-C 120 mg/dL未満

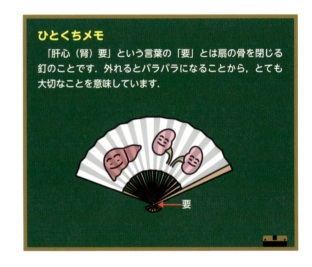

ひとくちメモ
「肝心（腎）要」という言葉の「要」とは扇の骨を閉じる釘のことです．外れるとバラバラになることから，とても大切なことを意味しています．

生活習慣の改善点は？

生活習慣の改善としては，禁煙が最も大切です．その他，体重の管理，特に内臓脂肪が多いとよくないので，減量してポッコリおなかの解消を目指します．食事の面では減塩に気を配ります．節酒や運動不足の解消も大切です（図6）．

図6 | 腎臓を守る生活習慣

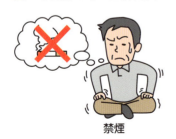
禁煙

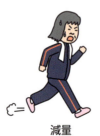
減量

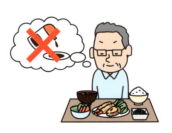
減塩

慢性腎臓病のケア・指導のポイント

糖尿病患者は食事療法の内容が変わる！

糖尿病の食事療法では，血糖を改善させるために，基本的には糖質に注目したエネルギー制限食が用いられます．しかし，CKDを伴った糖尿病の人に用いる透析予防食は，減塩に加えて，たんぱく質をとり過ぎないようにしながらエネルギーを確保します．たんぱく質は肉，魚，卵，牛乳，大豆製品だけでなく，ご飯やパン，麺類にも含まれています．また，エネルギーを制限し過ぎると筋肉などが壊されて異化が進むので，腎臓がたんぱく質の処理をしなければならなくなります．そこで，油などを上手に使ってエネルギーを確保する必要があります．

今まで糖尿病の食事に慣れてきた人が透析予防食を説明されると戸惑うことが多いので，目的と優先順位についてわかりやすく説明します．

たんぱく質の含まれている食品の例

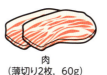
肉（薄切り2枚，60g）

魚（小，切り身1切れ，60g）

卵（1個）

牛乳（コップ1杯弱，100mL）

豆腐（1/3丁，100g）

> 糖尿病食を食べていた人が透析予防食になると，内容が大きく変わるので，戸惑うことが多いです．

	糖尿病食	透析予防食
目的	血糖改善	腎臓保護
優先順位	1. 炭水化物をとり過ぎない 2. エネルギー制限 　（低脂肪な食事）	1. たんぱく質をとり過ぎない 2. エネルギーの確保 　（油を上手に使う）

運動もOK！

一昔前は「腎臓が悪い人は運動してはいけない」という指導がされていましたが，CKDがあるからといって安静にしている必要はありません．適度な運動はCKDの予防や治療に役立ちます．

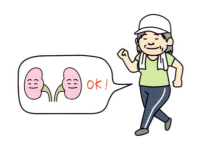

腎機能低下時の薬物投与に注意！

多くの薬剤は腎臓から尿中に排泄されますが，慢性腎臓病の患者は腎臓の機能が低下しているため，薬剤の排泄が遅れ，血中濃度が上がって副作用などが出やすくなります．抗菌薬や造影剤のほか，NSAIDsなど市販もされている身近な薬剤も腎機能を悪化させる危険性があるので，注意が必要です．

注意が必要な薬剤の例

- 抗菌薬
- 造影剤
- 鎮痛・解熱薬
- スルホニル尿素（SU）薬
- 抗てんかん薬
- 抗パーキンソン病薬

9 閉塞性睡眠時無呼吸症候群

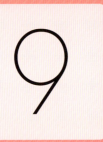

「睡眠時」と名前がついていますが，実は夜間だけでなく日中の体調不良など，日常生活や仕事にも影響を及ぼすことがある病気です．また，肥満とも密接に結びついているため，他の生活習慣病との関係も指摘されており，早急な改善が必要です．

1 閉塞性睡眠時無呼吸症候群とは

> **! POINT**
> **睡眠中**に**呼吸が止まる**，または**浅くなる**病気

[どのような病気？]

睡眠中に息が止まったり，浅くなったりして睡眠が障害され，日中に異常な眠気が起きることで日常生活に障害が出る病気です．そのなかで，生活習慣が深くかかわっているのが閉塞性睡眠時無呼吸症候群（obstructive sleep apnea syndrome：OSAS〈オーサス〉）です．成人男性の約3～7％，女性の約2～5％にみられるとされています．男性では40～50歳代が半数以上を占める一方で，女性では閉経後にOSASになる人が増加します．

長距離トラックの運転中や大事な会議中であっても強い眠気に襲われたり，居眠りしたりします（**図1**）．そのため，周囲の人からはだらしないと思われることもあります．なお，一説には，ナポレオンもこの病気だったのではないかと推察されています（**図2**）．

図1｜日中の異常な眠気はOSAS？

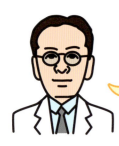

図2｜ナポレオンとOSAS

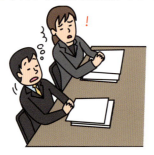

症状は？

　OSAS の症状の例を図3に示します．夜間に起こる代表的な症状として，「いびきがうるさい」があげられます．いびきは，睡眠中に空気の通り道が狭くなることで起こります．つまり，いびきをかく，ということは気道が狭くなっている証拠です．

　また，OSAS の症状は日中，目が覚めている間にも起こります．気道が狭くなると，睡眠時に無呼吸状態となり，睡眠が妨げられ，熟睡できなくなることで，日中の眠気や体調不良につながります．

原因は？

　前述のとおり，OSAS は睡眠時に気道が狭くなることで起こります（図4）．気道が狭くなる原因として，肥満（舌や気道に脂肪がつく）（図5），加齢による筋力の低下，扁桃腺肥大，お酒の飲み過ぎ，などがあります．また，日本人は「縄文人系」と「弥生人系」の顔つきがあるといわれています．顔つきだけでなく，気道の広さにも違いがあり，一般的に「弥生人系」の顔つきの人のほうが OSAS になりやすいともされています（図6）．

図3｜OSAS の主な症状

夜間

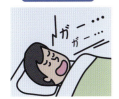
いびきがうるさい

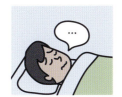
無呼吸

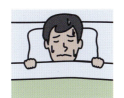
寝汗をかく

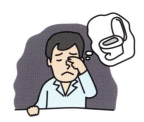
何度もトイレに起きる

昼間

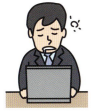
日中の眠気

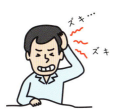
起床時の頭痛

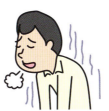
倦怠感

ひとくちメモ
2.26 事件

　OSAS が社会的に注目されたのは，2003年2月26日に岡山駅で起こった事故です．新幹線（ひかり126号）が所定の位置より約100 m手前で急停車し，車掌が運転席にかけつけると運転士は居眠りしたままでした．後の調べで，この運転士は OSAS であったことが判明したのです．

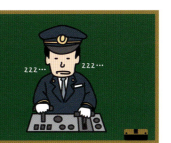

図4 正常な人とOSASの人の睡眠時の気道の比較

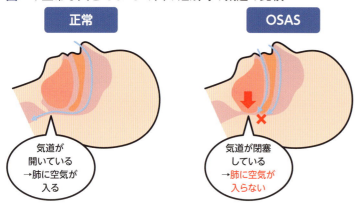

図5 肥満と舌：舌が肥えると…

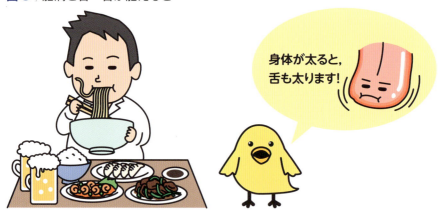

図6 顔つきの特徴と気道の広さ

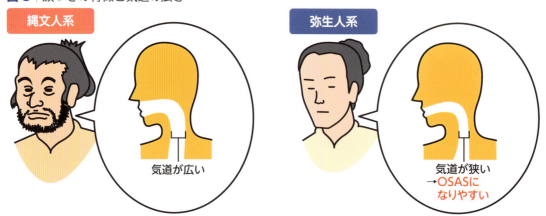

合併症は？

OSASの人は，高血圧，糖尿病，心血管疾患などになりやすいといわれていますが，その他にもさまざまな症状を訴える人もいます．たとえば，逆流性食道炎で消化器内科，頭痛で神経内科を受診するなど，さまざまな診療科を受診していることがあります（図7）．

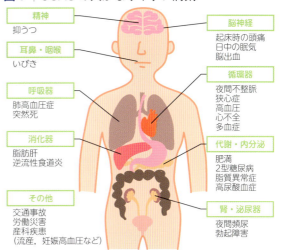

図7 | OSASの人がなりやすい病気

2 検査・診断

> **!POINT**
> 睡眠時のAHIが**5回以上**でOSASの症状を認めた場合に診断

検査方法は？

家族から睡眠時の無呼吸を指摘されたり，エプワースの眠気尺度（表1）で睡眠時無呼吸が疑われる場合には，自宅でもできる簡易検査や入院して行う睡眠ポリグラフ検査で睡眠中の呼吸状態の評価を行います．

表1 | エプワース眠気尺度

状況	点数
座って読書をしているとき	0 1 2 3
テレビを見ているとき	0 1 2 3
人が大勢いる場所で座って何もしていないとき	0 1 2 3
車に乗せてもらっているとき（1時間くらい）	0 1 2 3
午後，横になって休憩しているとき	0 1 2 3
座って人と話しているとき	0 1 2 3
昼食後，静かに座っているとき	0 1 2 3
運転中，渋滞や信号待ちで2～3分停まっているとき	0 1 2 3

0点：決して眠くならない
1点：時々眠くなる
2点：眠くなることが多い
3点：いつも眠くなる

8つの状況において，どのくらい眠いかを4段階で評価していく．それぞれの評価点数の合計が11点以上だと，睡眠時無呼吸症候群の疑いが強いと考えられる．

診断は？

呼吸状態の判定には，1時間あたりの10秒以上の無呼吸と低呼吸を合わせた回数である無呼吸低呼吸指数（apnea hypopnea index：AHI）を用います．AHIが，5回以上でp.81に示した症状を認めた場合，OSASと診断されます．1時間あたりのAHIが5回以上15回未満を軽症，15回以上30回未満を中等症，30回以上を重症とします（表2）．

表2 | AHIによるOSASの重症度分類

重 症	30回以上
中等症	15回以上，30回未満
軽 症	5回以上，15回未満
正 常	5回未満

3 治療

> **！POINT**
> **CPAP**や**マウスピース**で治療を行う

治療法は？

AHIが20回以上で日中の眠気などを認めるOSASでは，マスクを介して持続的に空気を送る経鼻的持続陽圧呼吸法（continuous positive airway pressure：CPAP）で治療します（図8）．また，下顎を前方に移動させる口腔内装置（マウスピース）を使用して治療することもあります（図9）．なお，気道が狭くなる原因がアデノイド肥大や扁桃肥大などの場合には，手術で取り除く場合があります．

図9 | マウスピースによる治療

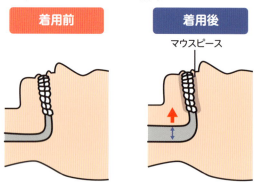

図8 | CPAPによる治療

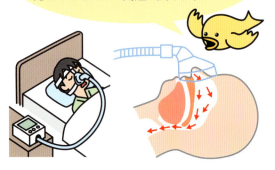

寝るときに鼻にマスクを装着します．マスクから空気を送りこんで，一定の圧力をかけることで気道を広げます．

マウスピースで下顎の位置を前に固定することで気道を広げます．

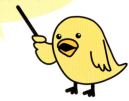

閉塞性睡眠時無呼吸症候群のケア・指導のポイント

まずは肥満の解消！

　肥満を伴うOSASの場合，10％の体重減少でAHIが26％減少したとの報告もあります．まずは，肥満を解消するように生活指導を行いましょう．

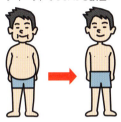

ダイエットでOSASも改善！

寝るときの姿勢で改善することも！

　横向きに寝ると，舌が落ち込みにくくなり，いびきなどの症状が改善する場合があります．

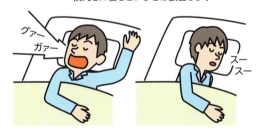

横向きに寝るといびきは改善します

節酒も重要！

　アルコールを飲みすぎると，舌が落ち込みやすくなります．節酒をするようにアドバイスしましょう．

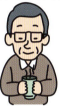

節酒を心がけましょう

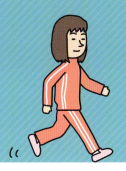
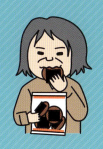

第3章

生活習慣病の治療

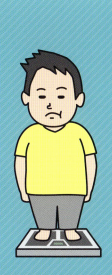
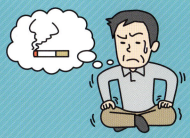
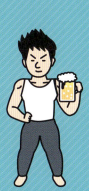
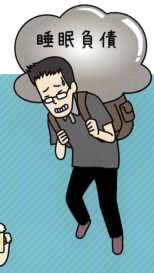

1 減量とリバウンド予防

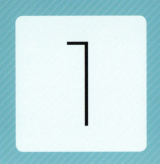

減量は，肥満を伴う生活習慣病ではその改善のために必須となる治療です．減量には食事や運動といった生活習慣を改善しなければなりませんが，それらの具体的な方法は次の項目以降で解説します．この項目では，減量の目標や体重のモニタリング方法について，詳しく解説していきます．

1 目的と目標

> **POINT**
> 肥満に伴う**生活習慣病を改善**するために，**肥満体重の 5〜10%**を目標に減量

どのくらい減量すればよい？

生活習慣病を伴う肥満者が減量に成功することで，肥満に伴うさまざまな病態の改善が期待できます．一般的には，減量の目標は肥満体重の5〜10%とします（図1）．睡眠時無呼吸の人がCPAPから離脱するのには，さらに大きな減量が必要ですが，3%の減量に成功するだけでも検査値の改善が期待できます．また，減量後にはこの体重を維持すること（リバウンドしないこと）が大切です．

短期間の急激な減量はできる？

減量が必要と言われた人のなかには，短い期間で結果を出したいと考える人もいるでしょう．そこで，たとえば，「10日間で5kg減」などの効果を謳ったダイエット法があると仮定し，それを実現するための条件を考えてみましょう．

まず，あぶら1gには9kcalのエネルギーがあります．そして，体脂肪には20〜30%の水分が含まれています．つまり，体脂肪1kgには6,300〜7,200 kcalのエネルギーを蓄えていることになります．そのため，体脂肪を1kg落とすには約7,000

図1 │ 減量の目標

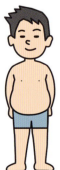

80 kgの人の場合

減量目標は肥満体重の5〜10%なので，
5%では， 80 kg×0.05＝4 kg
10%では，80 kg×0.1 ＝8 kg
つまり，
4〜8 kgの減量を目標にします

kcalを減じればよいという計算式がよく用いられています．その計算式を用いると，体脂肪を5 kg落とすには35,000 kcalのエネルギー収支をマイナスにする必要があります．10日間で5 kgやせるには，－35,000 kcal÷10日＝－3,500 kcal/日となるので，1日に3,500 kcalのエネルギー収支をマイナスにする必要があります．しかし，人間の基礎代謝は1日に1,200～1,500 kcalくらいですので，食事を摂らずに，かつ2,000 kcal以上を消費するフルマラソンなどの運動をしないとその目標は達成できません（図2）．当然，そのようなことは不可能で「10日間で5 kg減」は誇大広告なのです．

ただ，実際にはダイエットを始めると，肝臓でのグリコーゲンが消費されるのと，食塩摂取量が減るために，体水分量が減ります．さらに，「ドカ食い」している人では食べる量が減ると，胃や腸の内容物が減ります．そのため，3日で1 kg程度，体重が減ることもあります．そうすると「体脂肪も減った」と喜ぶ人もいますが，残念ながらそれは勘違いです（図3）．つまり，急激に体脂肪を減らすことができるようなダイエット法はありません．

図2｜短期間での減量
10日で5 kg減＝1日に－3,500 kcalを実現するには…

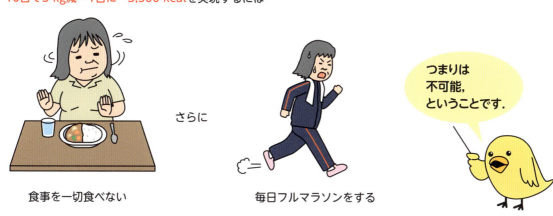

図3｜ダイエット初期の体重減少

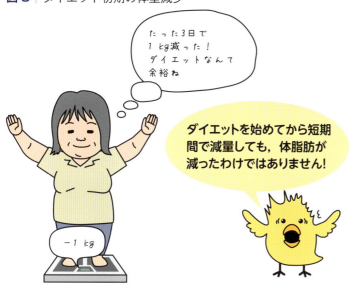

体重が減ったらそれでOK？

減量指導は，減量期と維持期に分けて考えます（図4）．食事制限を始めると人間の身体はそれに対応して代謝が鈍くなります．そのため，ある程度すると体重は一定の値で落ち着きます（図5）．この体重を維持する，つまりリバウンドを防ぐことが大切なのです．

リバウンドする人は，極端なダイエット法を短期間だけ行う人です．また，体重測定をしなくなった人，運動習慣がない人や今の食事療法に満足していない人は，リバウンドしやすいと言われています．リバウンドは連休や年末年始から始まると言われています．減量に成功したら，リバウンド対策を一緒に考えておくとよいでしょう．

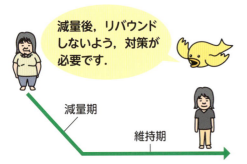

図4｜減量期と維持期

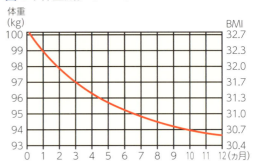

図5｜体重減少のペース

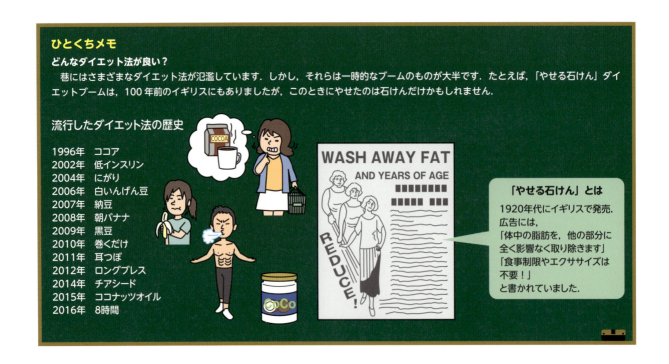

ひとくちメモ
どんなダイエット法が良い？

巷にはさまざまなダイエット法が氾濫しています．しかし，それらは一時的なブームのものが大半です．たとえば，「やせる石けん」ダイエットブームは，100年前のイギリスにもありましたが，このときにやせたのは石けんだけかもしれません．

流行したダイエット法の歴史

1996年　ココア
2002年　低インスリン
2004年　にがり
2006年　白いんげん豆
2007年　納豆
2008年　朝バナナ
2009年　黒豆
2010年　巻くだけ
2011年　耳つぼ
2012年　ロングブレス
2014年　チアシード
2015年　ココナッツオイル
2016年　8時間

「やせる石けん」とは
1920年代にイギリスで発売．
広告には，
「体中の脂肪を，他の部分に全く影響なく取り除きます」
「食事制限やエクササイズは不要！」
と書かれていました．

2 方 法

> **POINT**
> **体重測定**を習慣化し，**食事や生活のパターン**を**モニタリング**する

[減量成功の秘訣は？]

　減量に成功した人の調査によると，減量の成功とダイエット法に関係はなく，成功したときには「本気で取り組んだ」ことと，太りにくい生活環境に変えたことが関係していたとされています．

　そこで，まずは減量に取り組む肥満者の行動変容を評価します．行動変容ステージは，無関心期，関心期，準備期，実行期，維持期に分かれます（図6）．無関心期の人には，今の状態についてわかりやすく説明し，肥満についての理解を深めてもらいます．関心期の人は，やせたい気持ちはあるので，減量を阻害する因子を尋ねます．減量目標を決めたら，それが達成できるように体重測定などのセルフモニタリングを始めてもらいます．

[体重計をどう使う？]

　体重計に乗る習慣をつけることで減量が促進されます．体重が増えているときは，体重計に乗りたくなくなるものですが，体重計に乗るようになると食事を意識するようになるからです．

　おすすめの体重測定法は朝と晩に乗ることです．朝と晩の体重差が大きいほど，カロリーや塩分の多い食事をとっていることに気づきます（図7）．カレーライス，ラーメン，寿司，鍋物などカロリーや塩分の多い食事をすると，朝と晩の体重差が大きくなります．逆に，量を控えたり，健康的な食事をすると，朝と晩の体重差が小さくなります．このように，太りやすい食べ物や，やせやすい食べ物を発見するツールとして，体重計を用います．

　体重は，1日のなかだけでなく，1週間のなかで

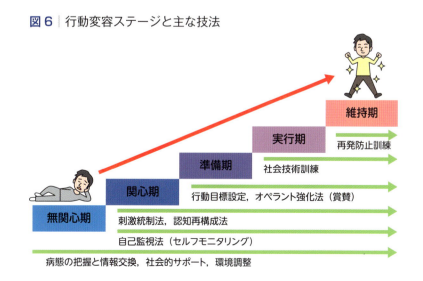

図6｜行動変容ステージと主な技法

も変動しています（図8）．たとえば，平日に体重が減るのに，休日に体重が増える人は休日に「ドカ食い」している人です．また，休日前の金曜日に体重が増えるのは友人と飲みに行っているから，など患者のパターンを知ることができます．

なお，深夜勤務や交代勤務などで朝と晩に体重が測定できない場合には，寝る前の体重測定を勧めます．

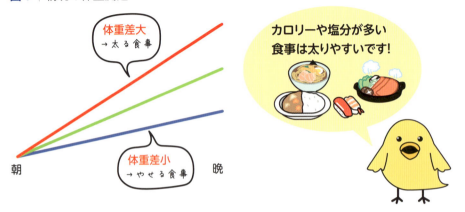

図7｜朝晩の体重測定

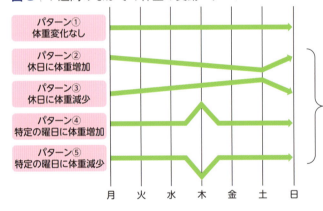

図8｜1週間のなかでの体重の変動パターン

変動した日に何があったのかをチェックすると，その人の生活パターンが見えてきます．

例えば
　休日はゴロゴロしながら食べる
　月曜日は休肝日
　水曜日はランチの日
　金曜日は映画を観ながら夜遅くまで食べる…など

ひとくちメモ

環境を変えて，ダイエットに成功

ポルトガルのアルコバッサに12世紀に建てられた由緒ある修道院があります．このサンタ・マリア修道院では，たくさんの修道士が自給自足の生活を送っていたのですが，17世紀に入ると，生活が豊かになり，働く時間が減ったため太る修道士も出てきました．しかし，修道士には「清貧」が求められるため，肥満ではいけません．そこで作られたのが，高さ180 cm，幅35 cmの「ダイエットの門」です．ここを通り抜けないと食堂には入れなくなるしくみを作り，太った修道士たちはダイエットに成功しました．

減量とリバウンド予防に関する患者指導のポイント

外食や飲み会の連続は NG！

　外食や飲み会の回数をコントロールするように指導しましょう．たとえば，1回の外食や飲み会ならば，その後の生活で気をつければ2～3日で戻りますが，2日連続になってしまうと，もとに戻すまで1週間以上かかります．外食・飲み会を「2日続けない」がポイントです．

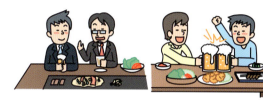

外食や飲み会が2日連続になると，もとに戻すまでに**1週間以上**かかります!!

リバウンドは休日の過ごし方から！

　休日になるとゴロゴロしていたり，食べ過ぎ，飲み過ぎたりすると，それがきっかけでリバウンドにつながることもあります．休日に体重が増えるタイプの人には，休日の食事や運動の状況をチェックし，生活習慣を見直すように指導します．

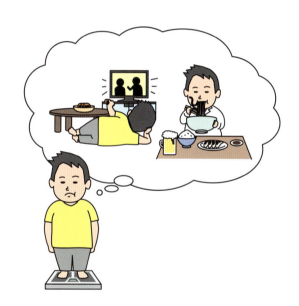

2 食事療法

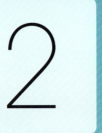

食事療法は，生活習慣病の予防・治療の中心のひとつです．しかし，食生活の改善は，患者にとって頭では理解していても，実行に移し，継続していくのはなかなか大変なものです．医療者は患者の病態だけを見て，一方的な指導を行うのではなく，性格やライフスタイルなどを踏まえて，継続可能な方法を一緒に考えていく必要があります．

1 目 的

!POINT
身体に必要な**栄養素の不足・過剰**とそれによる**生活習慣病を予防・治療**する

[なぜ，食事療法が必要？]

食事療法の目的は，身体に必要な栄養素が不足することを防ぎ（摂取不足の回避），とり過ぎによる健康障害を避ける（過剰摂取による健康障害の回避）ことに加え，生活習慣病を予防することにあります（表1）．そのため，日本人の食事摂取基準（2015年版）では，健康の保持・増進を図るための，エネルギーおよび栄養素の量の基準（推定平均必要量，推奨量，耐用上限量，目標量など）を示しています．

[1日にどのくらい食べるのがよい？]

食事療法を行うには，まず，その人がどのくらいのエネルギーを必要としており，実際にどのくらいのエネルギー量の食事を摂取しているのかを確認する必要があります．必要エネルギー量より摂取エネルギー量が上回っていれば，当然ですが太っていきますので，摂取エネルギー量を調整する必要があります．

推定エネルギー必要量は，年齢や身体活動量によ

表1｜食事療法の目的と基準

目 的	基 準
摂取不足の回避	推定平均必要量，推奨量
過剰摂取による健康障害の回避	耐用上限量
生活習慣病の予防	―

って異なります（表2）．動いた日はよく食べて，動かない日は食べ過ぎないことが大切なのですが，休日はゴロゴロしていて食べ過ぎる人も多いですね（図1）．一方，摂取エネルギー量は正確に把握することが難しいので，BMIで判断します．年齢によって目標とするBMIの範囲は異なります（表3）．太りすぎだけでなく，高齢者では痩せすぎにも注意する必要があります．

さらに，生活習慣病予防の観点から，摂取した総エネルギー量のうち，たんぱく質由来のエネルギーの割合の目標量は13～20％（中央値16.5％），脂質由来のエネルギーの割合の目標量は20～30％（中央値25％），飽和脂肪酸は7％以下，炭水化物は50～65％（中央値57.5％）が望ましいとされています．その他，食物繊維の摂取量は18～69歳では，1日あたり，男性では20 g以上，女性では18 g以上がよいとされています．

表2｜推定エネルギー必要量（kcal）

性別	男性			女性		
身体活動レベル	低い	ふつう	高い	低い	ふつう	高い
18～29歳	2,300	2,650	3,050	1,650	1,950	2,200
30～49歳	2,300	2,650	3,050	1,750	2,000	2,300
50～69歳	2,100	2,450	2,800	1,650	1,900	2,200
70歳以上	1,850	2,200	2,500	1,500	1,750	2,000

（厚生労働省：日本人の食事摂取基準（2015年版）より）

図1｜動かざる者食うべからず

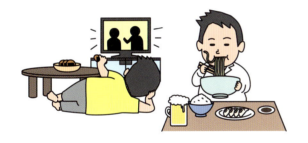

表3｜目標とするBMIの範囲

年齢	目標とするBMI
18～49歳	18.5～24.9 kg/m²
50～69歳	20.0～24.9 kg/m²
70歳以上	21.5～24.9 kg/m²

（厚生労働省：日本人の食事摂取基準（2015年版）より）

2 方法

POINT

患者の**病態**，**食環境**，**性格タイプ**などにあわせて，方法や指導のツールを選ぶ

[どのような方法がある？]

生活習慣病の代表的な食事療法として，低エネルギー食，低脂肪食，低炭水化物食，地中海食，健康的な日本食などがあります（表4）．その他に，認知症予防を目指したマインド食もあります．いずれ

表4 生活習慣病の代表的な食事療法

食　事	特徴と注意点
低エネルギー食	減量に用いる．空腹感が出やすく，栄養素の不足に注意
低脂肪食	心血管疾患の予防に用いる．食事の満足度に注意
低炭水化物食	減量と血糖値の改善に用いる．手間と費用がかかる．腎機能悪化に注意
地中海食	満足度が高いが，オリーブオイルの使いすぎとワインの飲み過ぎに注意
ダッシュ食	高血圧の改善に用いる．味はいまひとつ．アジア型ダッシュ食（チャンプルー食）もある
健康的な日本食	内臓脂肪を減らすために用いる．塩分に注意

の食事療法でも，健康的な食材を選び，それぞれの注意点に気をつけて行うことが大切です．

減量したいときはどうしたらよい？

たとえば，減量を目的とした場合には，たんぱく質をしっかりとって，炭水化物と脂肪を減らすと，脂肪が燃焼しやすくなります．脂肪が分解されると，血中にケトン体が出てきます．それが満腹中枢を刺激して，少しの量でも満腹感が得られるようになります．それに対して，食事抜きダイエットをしている人は，炭水化物や脂質だけでなく，たんぱく質，ビタミンやミネラルも不足して，代謝が鈍るため，痩せにくくなります（図2）．

どのように指導をする？

食事指導のツールには，食事バランスガイド，食品交換表，カーボカウントなどさまざまなものがあります．患者の病態，食環境，性格タイプなどにあわせて食事指導のツールを使い分けるとよいでしょう．

もちろん，続けられない食事療法では意味がありません．食事の量，食事の質やタイミングなどにつ

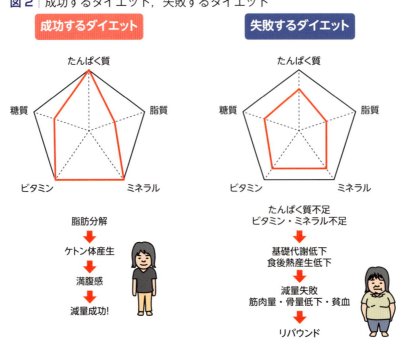

図2 成功するダイエット，失敗するダイエット

表5 | 食事指導の例

	問題の例	対策の例
食事の量	量が多い	ポーションコントロールをする
食事の質	野菜が少ない	1日5皿を目標に，1皿ずつ増やす
食事のタイミング	夕食が遅い	夕方と帰宅後の2回に分ける

いて話し合いながら対策を検討していきます（表5）．たとえば，内臓脂肪を減らしたい人には内臓脂肪がたまりやすい食事をチェックしてもらい，気づきを促すことも有効です（表6）．

食事の量はどうやってコントロールする？

肥満者は1人前のサイズ（ポーションサイズ）が大きいことが知られています．そこで，全体的に食事の量が多い場合には，ポーションコントロールを用います．茶碗や弁当箱を一回り小さくしたり，大盛りからふつう盛りにしてもらったりします（図3）．

海外では丸いプレートに，野菜や果物を半分，肉や魚などたんぱく系の食品を4分の1，残りの4分の1にパンなどを入れるポーションコントロールプレートが利用されています．日本でもダイエット用，

表6 | 内臓脂肪がたまりやすい食習慣

1. 満足するまで食べる
2. 炭水化物の重ね食い
3. 野菜が不足している
4. 甘い飲み物やアイスが好き
5. 間食をよくする
6. 魚料理を食べない
7. 夜の食事が遅い
8. アルコールをよく飲む
9. 残り物をつい食べる
10. 休日や旅行で体重が増える

バランス食用，透析予防用のプレートがあります（図4）．

図3 | ポーションコントロールの例

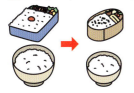 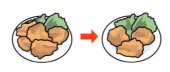

小さい茶碗・弁当箱を選ぶ　　おかずの大皿盛りをやめる　　外食では小盛りを選ぶ　　お菓子は小袋を選ぶ

図4 | ポーションコントロールプレート

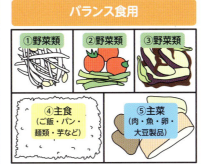 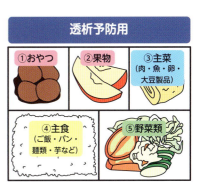

野菜をとるにはどうしたらよい？

1日の野菜の摂取目標は350gです（果物の摂取目標は200g）．1皿を70gにすると，5皿分になります（1皿の量は生野菜では両手に軽くいっぱい程度，温野菜では片手に軽くいっぱい程度の量と考えましょう）．患者に普段食べている野菜の皿数を数えてもらい，「もし，1皿増やすとしたら，食事にどんな工夫をしてみますか？」と尋ね，患者が実践できそうな手段を検討してみましょう．

食事の回数・時間は？

基本的には朝・昼・晩の三食を規則正しい時間に食べ，間食を控えることが理想です．減量したいからといって食事を抜くと，1食あたりの量が増えてしまったり，血糖値の急上昇に繋がることもあります．また，夜遅い時間に食事をすると，身体に脂肪が蓄えられやすいともいわれています．

しかし，仕事で帰宅が遅くなり，どうしても夕食が深夜になってしまうこともあります．そのようなときには，食事を2回に分け，夕方に補食をとり，帰宅後には軽くすませるようにするなど，患者のライフスタイルに応じた工夫をするとよいでしょう（図5）．

図5 夕食が深夜になってしまうときの工夫の例

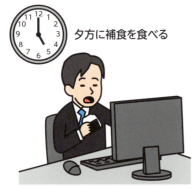
夕方に補食を食べる

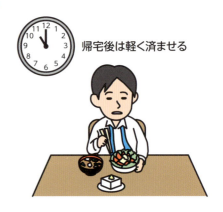
帰宅後は軽く済ませる

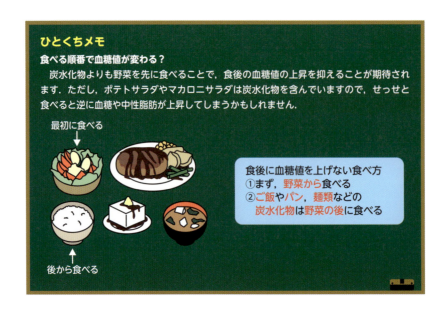

ひとくちメモ
食べる順番で血糖値が変わる？
炭水化物よりも野菜を先に食べることで，食後の血糖値の上昇を抑えることが期待されます．ただし，ポテトサラダやマカロニサラダは炭水化物を含んでいますので，せっせと食べると逆に血糖や中性脂肪が上昇してしまうかもしれません．

食後に血糖値を上げない食べ方
①まず，野菜から食べる
②ご飯やパン，麺類などの炭水化物は野菜の後に食べる

食事療法に関する患者指導のポイント

誘惑から逃れる対策を考える！

肥満の人のなかには「つい食べてしまう」（外発的摂食）という人がいます．太りにくい人は空腹になってから食べ始め，満腹になると食べ終えることができます．しかし，太りやすい人のなかには空腹ではないにもかかわらず，目の前に美味しそうな刺激があると食べ始める人がいます．そして，ある程度満腹になっても，お皿の中にものがなくなるまで食べ続けます．「もったいないから」「せっかく作ってくれたので」と言い訳しながら食べる人がそれにあたります．

しかし，単に食べるのを我慢するとストレスがたまるので，食べたくなる刺激を減らす作戦を考えます．まずは，誘惑に弱いかどうかをチェックして，その対策を考えます．

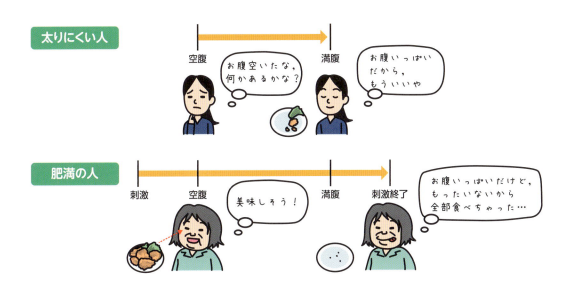

食べたくなる刺激を減らすには…

誘惑に弱いタイプの例	誘惑を減らす工夫
目の前においしそうなものがあると食べたくなる	菓子類を目につくところに置いておかない
おいしそうなにおいがすると食べたくなる	回り道をして帰る
袋を開けると最後まで食べてしまう	小袋の菓子を買う，食べる分だけ出しておく
安売りがあるとついつい買いすぎる（まとめ買い）	空腹時に買い物をしない，買い物リストを作る
バイキングでは食べ過ぎる	食べ放題の店は予約しない
旅行に行くと太る	動き回る旅行，量より質のよい旅行にする

食品表示をチェックする習慣をつける！

　食品の栄養成分表示の見かたについて説明しておくことも大切です．カロリーだけでなく，1人前の量，糖質や食塩相当量についてもチェックするように促します．

　たとえば，「栗入りどら焼きは何でできていると思いますか？」と尋ねてみましょう．そして，パッケージの裏の食品表示の原材料欄は，多く含まれている順に記載されていることを説明します．つまり，栗入りどら焼きには，栗よりも砂糖がたくさん含まれているわけです．また，カレーパンの食品表示には，惣菜パンや調理パンではなく，名称の欄には「油菓子」あるいは「ドーナツ」と書いてあります．

　また，糖尿病患者は甘いものはいけないと思って，塩辛い煎餅を選んだりしているのですが，原材料は炭水化物であるもち米です．食品表示をみる習慣をつけてもらうことで食事に対する関心が高まります．

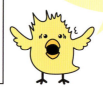
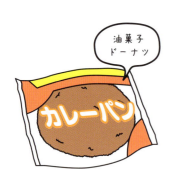
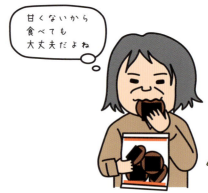

COLUMN

大腸がん

脂肪分の多い食事で大腸がんになりやすくなる？

　食生活の欧米化に伴い，日本でも大腸がんになる人が増え，部位別のがん罹患率ではトップとなっています．大腸がんになりやすい食事としては，脂肪分の多い食事が有名です．そのメカニズムとして，脂肪分の多い食事は腸内細菌叢をがんになりやすい環境に変えること，脂肪の消化のために腸内に大量分泌される胆汁酸が細菌によって変化したものである二次胆汁酸に発がん性があることがわかってきました．

脂肪以外に大腸がんの発症リスクに関わることは？

　しかし，食事内容で大腸がんの発症リスクに関係しているのは脂肪だけではないようです．一昔前の興味深い疫学研究があります．フィンランドとアメリカは，同じように脂肪分の多い食事が多かったのですが，大腸がんの死亡率を見るとフィンランドはアメリカの半分以下だということがわかりました．その違いは，食べている脂肪の内容でした．アメリカでは肉からの脂肪摂取が多いのに対し，フィンランドでは乳製品からの脂肪摂取が中心でした．加えて，フィンランドでは食物繊維を豊富にとっており，便通もよかったのです．

　なお，メカニズムははっきりとしないのですが，運動習慣がある人は大腸がんになりにくいことがわかっています．そこで，大腸がんを気にしている患者には，野菜・いも類・豆類など食物繊維を積極的にとり，外に出て運動をするように勧めるとよいでしょう．

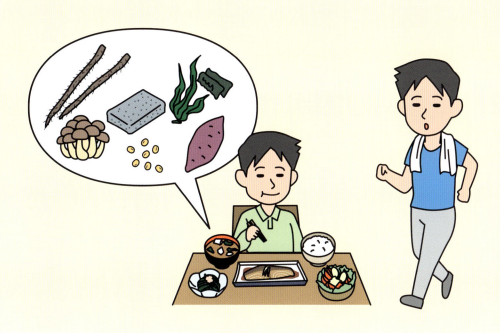

3 運動療法

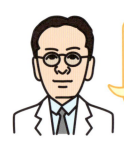

運動は，生活習慣病において重要な治療方法でもあり，予防の手段でもあります．運動習慣の有無は健康寿命に大きな影響を及ぼします．そこで，医療者も，患者が正しい運動の方法を身につけ，そして習慣として継続してもらえるよう，指導をしていきましょう．

1 目 的

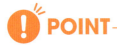

> **! POINT**
> 生活習慣病の治療・予防のため

[なぜ，運動が必要なの？]

運動は多くの生活習慣病にとって，治療の大きな柱のひとつです．また，生活習慣病になってしまった人だけでなく，生活習慣病を予防したい人にとっても重要です．習慣的に運動している人や身体をよく動かす人は，肥満，高血圧，糖尿病，脂質異常症だけでなく，心筋梗塞，骨粗鬆症，大腸がんなどにもなりにくいことがわかっています．また，運動している人は元気で幸福度も高いです（図1）．

しかし，「週2回以上，1回30分以上，1年以上」運動している人は3割程度です．運動をしたほうがよい，ということをわかってはいるのですが，「運動する時間がない」「天気が悪い」「運動は苦手」など，言い訳する人も多いです（図2）．

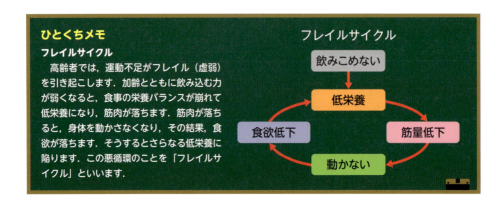

ひとくちメモ
フレイルサイクル
　高齢者では，運動不足がフレイル（虚弱）を引き起こします．加齢とともに飲み込む力が弱くなると，食事の栄養バランスが崩れて低栄養になり，筋肉が落ちます．筋肉が落ちると，身体を動かさなくなり，その結果，食欲が落ちます．そうするとさらなる低栄養に陥ります．この悪循環のことを「フレイルサイクル」といいます．

図1｜運動すると健康寿命がのびる

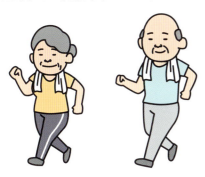

図2｜運動不足の人の「言い訳」

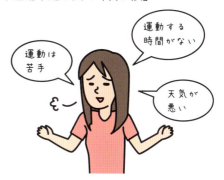

2 方 法

> **!POINT**
> **有酸素運動，筋トレ**のほか，**日常生活での身体活動量**を増やす

[有酸素運動はどのようにすればよい？]

ウォーキングなどの有酸素運動は，1週間あたり150分以上行うことを目標にします．1回30分を週に5回でも，1回50分を週に3回でもOKです．運動の強さは中等度（自覚的に息が少しはずむくらい）がお勧めです．腕をよく振って歩くと，上半身の筋肉を使うだけでなく，歩くスピードが速くなります．2人1組で体験するとよくわかります（図3）．少し強度を上げたい人は，インターバル速歩やスロージョギングなどもよいでしょう（図4，図5）．しかし，歩きすぎると膝の痛みなどを訴える人がいます．膝の負担を軽くするにはセーフティウォーキングや水中での運動がお勧めです（図6，図7）．

[筋トレはどのようにすればよい？]

筋肉は遅筋と速筋にわかれます．ウォーキングを長く続けるなど持久力を必要とする場合には，赤い筋肉である遅筋をよく使います．一方，短距離走など瞬発力を必要とする場合には，白い筋肉である速

図3｜ウォーキング中の腕の振り方

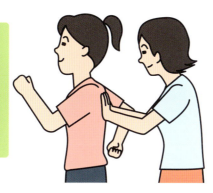

肩甲骨の辺りに手を当て，腕を振らなかったとき，肘を伸ばして腕を振ったとき，肘を90°に曲げて腕を振ったときで背中の筋肉の動きを比較する．

肘を曲げてしっかり腕を振ったときには，筋肉がよく動いていることがわかります．
消費エネルギーも増え，肩への負担も少なくスピードアップできます．

第3章 生活習慣病の治療

図4 | インターバル速歩

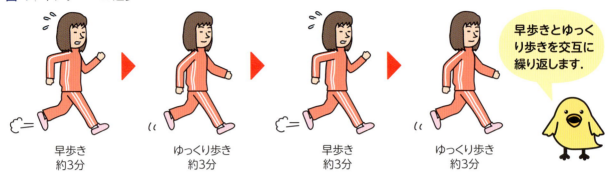

図5 | スロージョギング

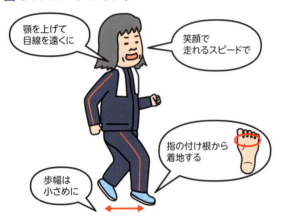

図6 | セーフティウォーキング

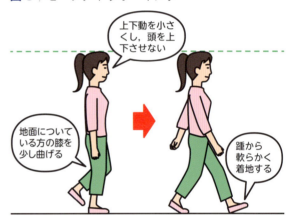

図7 | 水中での運動

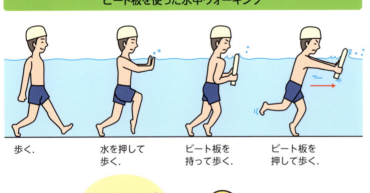

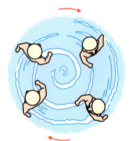

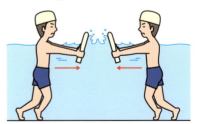

筋をよく使います．たとえば，マグロなどの回遊魚は遅筋を多く使うので赤身，ふだんは海底でじっとしていて危険がせまるといち早く逃げることができる速筋が多いヒラメは白身です（図8）．

加齢に伴い，速筋が低下しやすいことが知られていますので，それを予防するにはスクワット，腹筋，腕立て伏せなどの筋トレがお勧めです（図9）．回数を多くするよりは，正しいフォームでゆっくりとていねいにやるのがコツです．8〜12回を1セットとして，1分くらい休憩して3セット行います（図10）．毎日行う必要はなく，月水金など，週に3回が目標です（図11）．

図8 | 遅筋と速筋

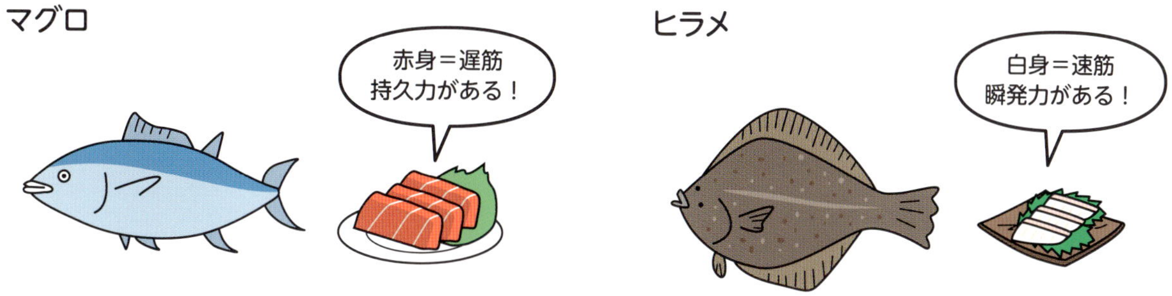

マグロ

赤身＝遅筋
持久力がある！

ヒラメ

白身＝速筋
瞬発力がある！

図9 | 筋トレの例

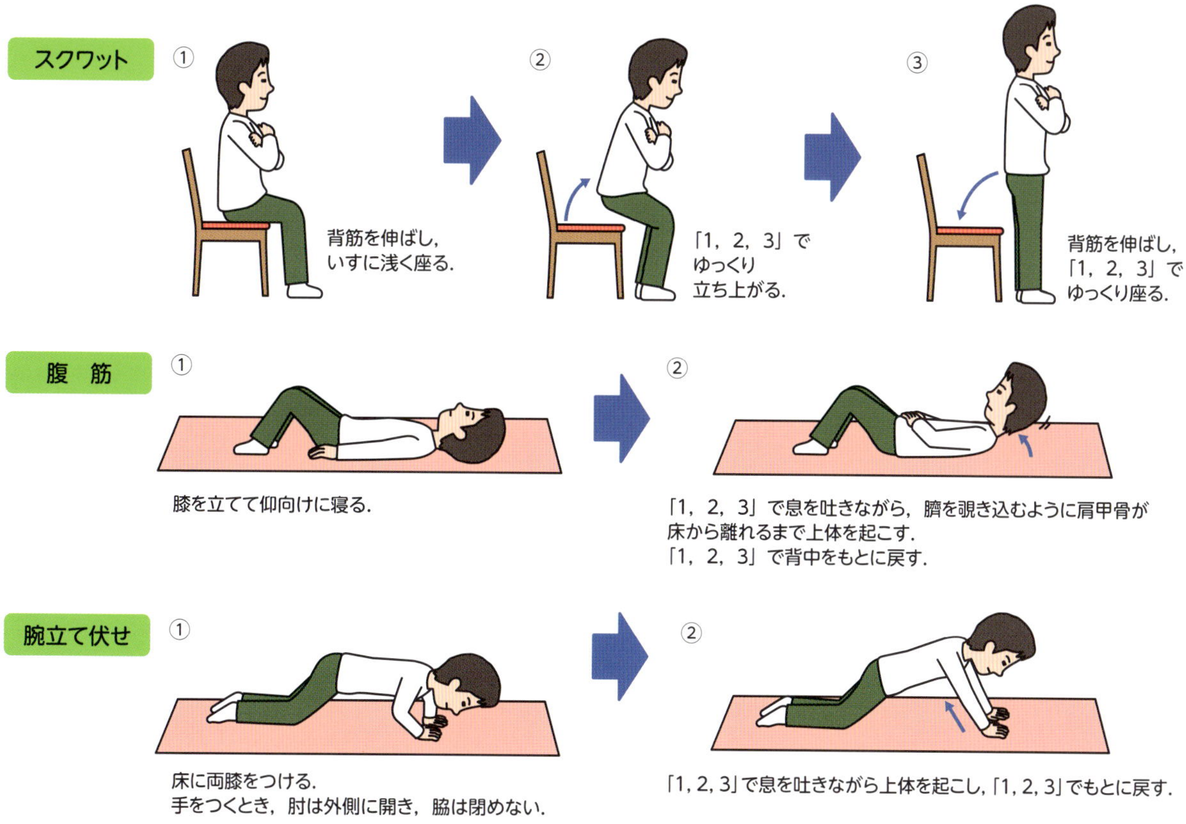

スクワット

① 背筋を伸ばし，いすに浅く座る．

② 「1，2，3」でゆっくり立ち上がる．

③ 背筋を伸ばし，「1，2，3」でゆっくり座る．

腹 筋

① 膝を立てて仰向けに寝る．

② 「1，2，3」で息を吐きながら，臍を覗き込むように肩甲骨が床から離れるまで上体を起こす．
「1，2，3」で背中をもとに戻す．

腕立て伏せ

① 床に両膝をつける．
手をつくとき，肘は外側に開き，脇は閉めない．

② 「1，2，3」で息を吐きながら上体を起こし，「1，2，3」でもとに戻す．

（加東市健康課：今日から即できる！サンサンエクササイズ．2011より改変）

図10 | 筋トレの回数は？

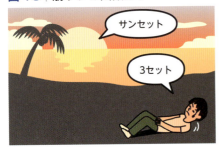

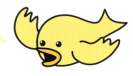

図11 | 筋トレの頻度は？

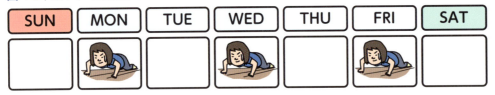

表1 | 歩数と健康指標の関連

歩数	中強度の活動時間	予防できる病気
2,000歩	0分	寝たきり
4,000歩	5分	うつ病
5,000歩	7.5分	要支援・要介護，認知症，心疾患，脳卒中
7,000歩	15分	ガン，動脈硬化，骨粗しょう症，骨折
7,500歩	17.5分	筋減少症，体力の低下
8,000歩	20分	高血圧，糖尿病，脂質異常症，メタボ（75歳以上）
9,000歩	25分	高血圧（正常高値血圧），高血糖
10,000歩	30分	メタボリックシンドローム（75歳未満）
12,000歩	40分	肥満

症状が重い・深刻

↑
↓

症状が軽い・深刻ではない

12,000歩（うち中強度の活動が40分）以上の運動は，健康を害することも…

（青柳幸利：中之条研究「1年の1日平均の身体活動からわかる予防基準一覧」より許諾を得て転載）

日常生活で身体活動量を増やすには？

運動だけでなく，日常生活での身体活動量を増やすことも大切です．そのためには，歩数がよい目安となります．日本人の日常生活で使う歩数の目安は2,000〜4,000歩です．これ以下だと家で閉じこもり気味といえるでしょう．表1に高齢者における歩数と健康指標の関連を示します．最近では，スマートフォンなどにも歩数計が搭載されていますので，活用してもらうといいですね．

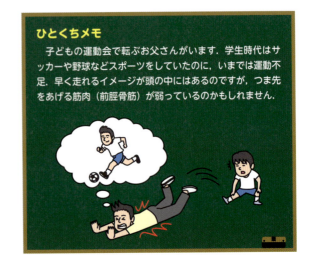

ひとくちメモ

子どもの運動会で転ぶお父さんがいます．学生時代はサッカーや野球などスポーツをしていたのに，いまでは運動不足．早く走れるイメージが頭の中にはあるのですが，つま先をあげる筋肉（前脛骨筋）が弱っているのかもしれません．

運動療法に関する患者指導のポイント

過去の運動歴を指導に役立てる！

学生時代には体育の授業があり、すべての人に運動習慣がありました。また、いろいろな運動部に所属していた人も多いので、過去の運動歴を確認することも運動指導に役立ちます。

過去の運動歴の確認の例

	若い頃	現在	近い将来	将来
歩く	1回30分・週5回	1回30分・月1回	1回30分・週2回、通勤は徒歩	1回30分・週5回
仕事や日常生活	階段を使う、営業でよく歩いていた	たまに犬の散歩、デスクワーク中心	犬の散歩・毎日、コピーは自分で	大工仕事、風呂掃除、ガーデニング
筋力トレーニング	よくしていた	全然していない	週3回	週5回
趣味やスポーツ	野球、スキー	たまにゴルフ	ハイキング	スイスでハイキング

時間がない人には細切れ運動を勧める！

ウォーキングを1日に1回30分するのでも、1回10分を3回、合計して1日に30分する、いわゆる「細切れ運動」をするのでも、減量や体力増強効果は同じといわれています。そこで、「運動をする時間がない」という人には、細切れ運動を勧めるとよいでしょう。

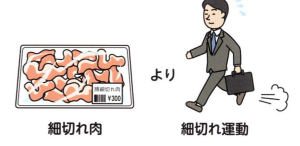

細切れ肉　　より　　細切れ運動

細切れ運動のルール

1. 10分の時間を見つけて、図に記入（1日2回からスタート）
2. 1日10分（＝1,000歩）、しっかり歩く
3. 1日に3回
4. 週に5回が目標
5. できたら、表に○をつける

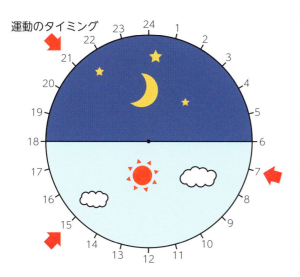

座っている時間を短くする！

　肥満や生活習慣病を予防するには，座っている時間を短くすることも大切です．肥満の人は早食いで，高栄養となり，体重が増加し，身体を動かしたくなくなり，ゴロゴロしています．ゴロゴロしていると何かをつまみたくなる肥満サイクルに陥ります．

　また，テレビの視聴時間が長い人は，肥満や糖尿病になりやすいといわれています．その理由は3つ．「テレビを見ながらゴロゴロしている」「ながら食いをしている」，さらに「テレビの番組やコマーシャルで食欲がそそられる」です．テレビを見る時間を少なくして，外に出かけるのも身体活動を増やすコツです．

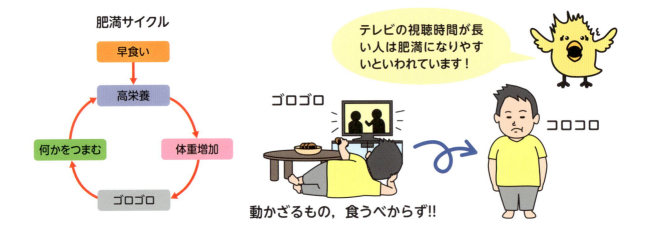

COLUMN

骨粗鬆症

骨粗鬆症とは？

骨粗鬆症の「鬆」という字は，大根などの芯にできた隙間のことです．「大根に鬆が入った」などと使われますね．骨に隙間ができてもろくなり，骨折しやすい状態となったのが骨粗鬆症という病気です．骨の量や成分（骨密度）は20～30歳代にピークとなり，加齢とともに減っていきます．骨密度の減少は加齢のほか，女性ホルモンの減少とも関わりが深いとされているため，特に閉経後の女性は骨粗鬆症のリスクが高いとされています．

また，骨粗鬆症による骨折は高齢者では寝たきりになってしまうことも多く，患者のQOLに多大な影響を及ぼします．

骨粗鬆症による骨折を防ぐには？

今後10年以内に骨折するリスクを調べるFRAXというツールがあります（https://www.sheffield.ac.uk/FRAX/tool.aspx?lang=jp）．FRAXの質問項目には，年齢，性別，骨折の家族歴などといった修正不能な因子もありますが，喫煙や飲酒といった生活習慣も含まれています．これはつまり，喫煙や飲酒が骨折のリスクを増大させるということです．そこで，骨粗鬆症や骨折のリスクが高い患者には，禁煙や節酒に取り組むよう，指導をするとよいでしょう．

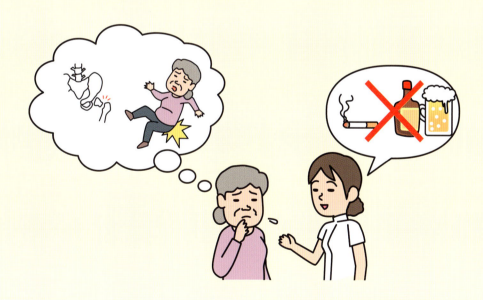

4 禁　煙

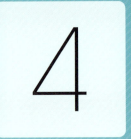

タバコが健康に与える悪影響は計り知れません．近年では，タバコの害が周知されるようになり，多くの施設が禁煙となっています．現在，喫煙している患者にはなるべく早いうちに禁煙できるよう，促せるとよいですね．

1 目　的

!POINT
心血管疾患や**がん**の発症リスクの軽減，**呼吸器機能**の改善，**生活習慣病**の改善

[なぜ，タバコは身体に悪い？]

タバコには，約4,000種類の物質が含まれており，その中の約200種類が有害物質とされています．特に，依存を引き起こすニコチンやがんの原因となるタール，心血管疾患のリスクを高める一酸化炭素が問題となります（図1）．

[なぜ，タバコはやめられない？]

タバコを吸うと，ニコチンは主に肺で吸収され，8秒ほどで脳に達します．ニコチンは大脳に働きかけ，快感や快楽をもたらすドーパミンという物質を出させます．ところが，時間とともにニコチンの血中濃度が減少してくると，イライラが生じ，タバコをもう1本吸いたくなります．これが，ニコチン依存に陥るメカニズムです（図2）．

図1｜喫煙の3つの害

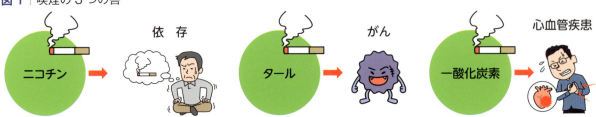

そこで,「禁煙」を成功させるためには,ニコチン依存の状態を取り除かなくてはなりません.

禁煙のメリットは？

禁煙することで,さまざまなメリットを得ることができます.健康面では,心血管疾患やがんの発症リスクの軽減,呼吸器機能の改善,生活習慣病の改善など,そのメリットは多岐にわたります（図3）.また,タバコを購入しなくてよくなるため,経済的なメリットも大きいです.さらに,患者自身だけでなく家族の受動喫煙による健康障害のリスクも少なくなり,家族から「タバコくさい」と言われることもなくなります.

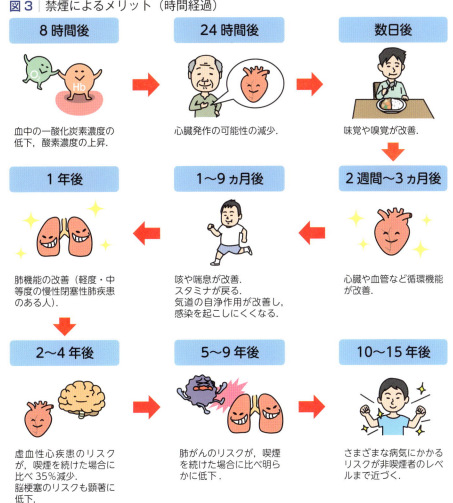

図2｜ニコチン依存になるメカニズム

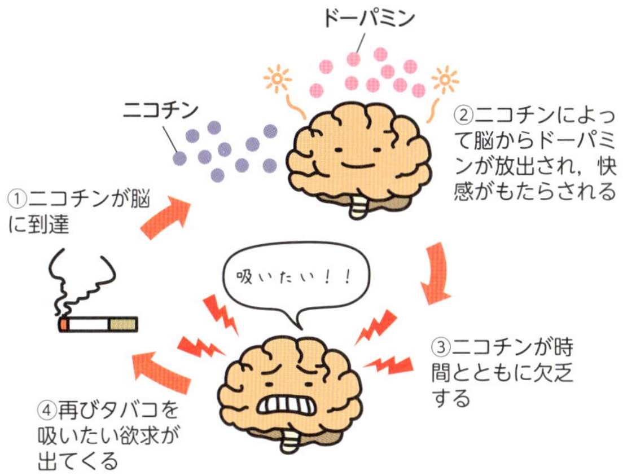

図3｜禁煙によるメリット（時間経過）

2 方法

> **POINT**
> 健康診断などでの**禁煙支援**による動機付けのほか，**禁煙外来**や**禁煙補助薬**も利用することができる

禁煙支援の方法は？

健康診断やがん検診の際，禁煙支援をする時間が十分にとれない場合には，短時間支援（ABR方式）を，時間が確保できる場合には標準的支援（ABC方式）を行います．

ABR方式では，喫煙状況を把握し（ask），短時間の禁煙アドバイス（brief advice）や医療機関等への紹介（refer）を行います．短時間の禁煙アドバイスでは，禁煙の重要性を高めたり，禁煙のための解決法を提案します．

ABC方式では，喫煙状況の把握（ask）と，短時間の禁煙アドバイス（brief advice）はABRと同様ですが，それに加えて電話によるフォローアップなどの禁煙支援を実施します（cessation support）（図4）．

支援の内容としては，喫煙歴，病歴，禁煙の動機を確認し，ニコチン依存度（FTND）の評価を行います．次に，呼気CO濃度を測定し，タバコの身体への影響を実感してもらいます（図5）．

禁煙外来って？

また，禁煙外来を利用することもできます．禁煙外来では，医師のサポートのもとで禁煙補助薬などを用いて禁煙をすることができます．原則としては12週間の禁煙スケジュールで，その間に5回の通院を行います．なお，表1に示した要件が満たされれば，保険適用にもなります．

禁煙補助薬を用いた方法は？

禁煙を助ける禁煙補助薬として，医療用の内服薬〔バレニクリン（チャンピックス®）〕，ニコチンパッチ（医療用，一般用），一般用のニコチンガムがあります．これらを禁煙外来をはじめとする医療機

図4 | 禁煙支援の方法

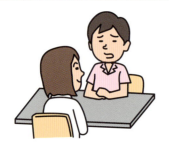

ABR方式（短時間支援）
- 喫煙状況の把握（ask）
- 短時間の禁煙アドバイス（brief advice）
- 医療機関等への紹介（refer）

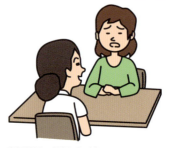

ABC方式（標準的支援）
- 喫煙状況の把握（ask）
- 短時間の禁煙アドバイス（brief advice）
- 禁煙支援の実施（cessation support）

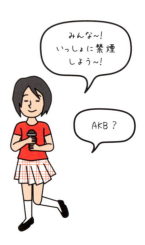

4. 禁 煙

関で処方を受けるか，薬局で購入するか，それとも薬に頼らず自力でやめるかを選択してもらいます（図6）．

内服薬であるバレニクリンは，ニコチンを含みませんが，脳内のニコチン受容体に結合することで，吸いたい気持ちを低減させます．また，ニコチンパッチは，貼ることで皮膚からじわじわとニコチンが補われ，血中濃度を一定に保ち，ニコチン切れの症状（離脱症状）を出にくくします（図7）．

なお，内服薬や医療用のニコチンパッチはニコチン依存度が中等度〜高い人にお勧めです．ニコチン依存度が低い〜中等度の人には，一般用のニコチンパッチやニコチンガムがお勧めです．

図5 | 呼気CO濃度の測定

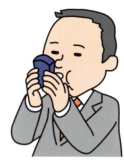

表1 | 禁煙外来の保険適用の条件

①ニコチン依存症の判定テストが5点以上
②1日の平均喫煙本数×これまでの喫煙年数が200以上（35歳未満には適用しない）
③ただちに禁煙を始めたいと思っている
④禁煙治療を受けることを文書で同意している

図6 | 禁煙補助薬の種類

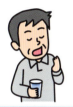 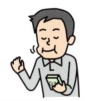

内服薬
特徴
・ニコチンを含まない
・脳に作用して吸いたい気持ちを抑える
・医療用のみ
・保険適用となる場合がある

ニコチンパッチ
特徴
・皮膚からニコチンを持続的に補う
・医療用と一般用がある
・保険適用となる場合がある

ニコチンガム
特徴
・口腔粘膜からニコチンを補う
・一般用のみ

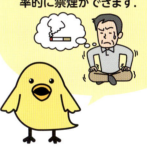

もちろん，薬に頼らず，自力でやめる，という選択肢もありますが，薬を使えばより効率的に禁煙ができます．

図7 | ニコチンパッチの効果

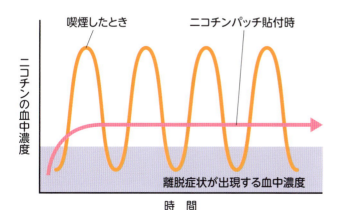 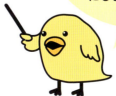

ニコチンの血中濃度を一定に保つことで，離脱症状が出ないようにします．

第3章 生活習慣病の治療

禁煙に関する患者指導のポイント

離脱症状に対する対処法を決めておく！

「禁煙なんて簡単．私は何千回もやめた．」（マーク・トウェイン）という名言がありますが，禁煙を開始すると3日目をピークに，タバコを吸いたい気持ちが高まり，イライラ，頭痛，体がだるいなどの禁断症状（離脱症状）が出てきます．

そこで，離脱症状が出たときの対策を事前に決めておきましょう．吸いたくなる場面を想像して，いつもと違うことをしてもらうのもよいですね．たとえば，吸いたくなったら，深呼吸をしたり，氷をガリガリ噛んだり，体操をしたりします．イライラしたら，気分転換に歩いてみます．頭痛がしたら，足を高く挙げて横になります．

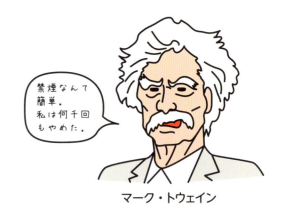

マーク・トウェイン

離脱症状とその対処法

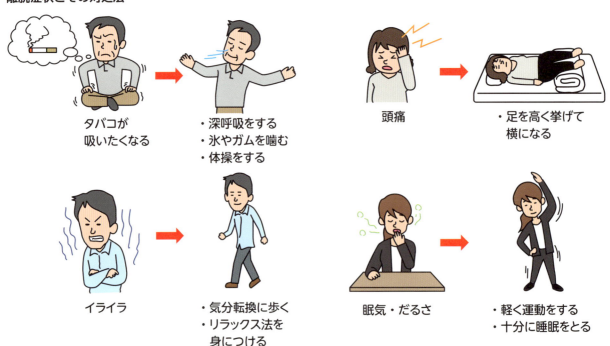

114

行動変容ステージに合わせた指導を！

行動変容ステージモデルで禁煙を考えると，それぞれのステージは「すぐにタバコをやめる気がない」という無関心期，「タバコが健康に悪いのはわかっているが，やめられない」という関心期，やめる準備が始まる準備期，やめて6ヵ月以内の実行期，やめてから6ヵ月以上が経過した維持期に分類されます．

関心期に入ったら，禁煙するメリットとデメリットのバランスを確認します．そして，タバコのまとめ買いをしない，灰皿を片づけるなど，禁煙の準備を始めてもらいます．

次に，禁煙開始日を決めます．仕事が一段落した後，ゴールデンウィークや年末年始など長期の休暇，誕生日，結婚記念日，1月1日など特別な意味のある日がお勧めです．

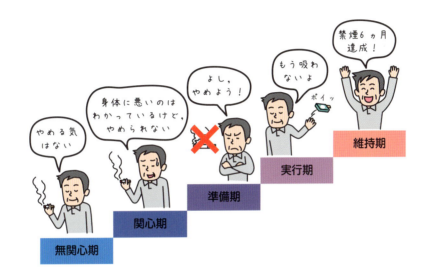

禁煙とダイエットは同時にしない！

禁煙すると，食欲の増加や基礎代謝の低下によって，体重が数kg程度増える人も多いです．さらに，口寂しさやイライラなどによる間食の増加も体重増加の原因のひとつです．しかし，禁煙とダイエットを同時にしてはいけません．禁煙と食事制限によるダイエットを同時に行うと，禁煙成功率が低下することが知られています．もし，禁煙による体重増加を気にしている人には，食事制限ではなく運動を勧めましょう．

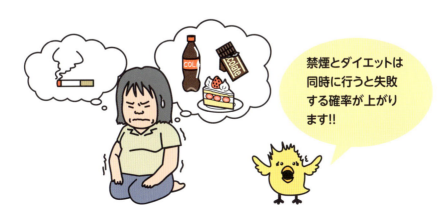

5 禁酒・節酒

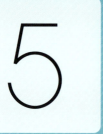

お酒好きな人は多いでしょう．しかし，飲み過ぎは生活習慣病だけでなく，アルコール依存症や飲酒運転による交通事故など，数多くの深刻な問題を引き起こします．患者には適切な飲酒量を知ってもらい，健康にお酒を楽しみ続けることができるよう，医療者も支援をしていきたいものですね．

1 目 的

> **POINT**
> **多量飲酒**による**病気の発症**や**事故**を予防するため

「酒は百薬の長」？

「酒は百薬の長」といわれています．確かに，節度ある適度な飲酒をしている人の方が全くお酒を飲まない人に比べると死亡率が低いという報告はあるのですが，飲み過ぎはさまざまな病気を引き起こします．徒然草のなかでも，兼好法師は「酒は百薬の長とはいへど，よろずの病は酒よりこそ起これ」と述べています（図1）．

お酒に強い人と弱い人は何が違う？

アルコール（エタノール）は，胃と小腸で吸収され，肝臓で ADH1B という酵素によってアセトアルデヒドに，さらに ALDH2 という酵素によって酢酸となり，最後は水と二酸化炭素になります（図2）．このアセトアルデヒドは毒性が強く，遺伝子をも傷つけます．そのため，ALDH2 が欠損している（ホモ欠損型），または働きが弱い（ヘテロ欠損型）の

図1｜徒然草（兼好法師）

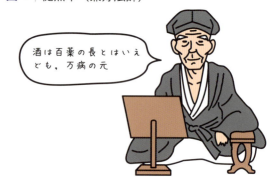

遺伝子タイプの人はお酒に弱く，飲むと顔が赤くなり，動悸がしたり，気持ちが悪くなったりするのです（図3）．なお，日本人は4割以上がホモ欠損型，またはヘテロ欠損型とされています．

5. 禁酒・節酒

図2 | アルコールの代謝経路

図3 | ALDH2の遺伝子型と「お酒の強さ」

図4 | 純アルコール量の算出方法

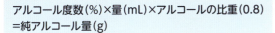

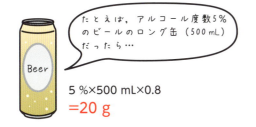

図5 | 節度ある適度な飲酒の目安（20 g）

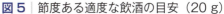

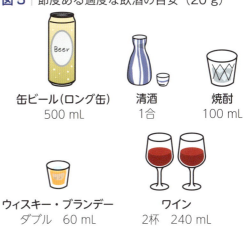

「節度ある適度な飲酒量」ってどれくらい？

　節度ある適度な飲酒は，1日あたり純アルコール量で20 g程度です（女性や高齢者では，さらに少ない量がよいとされています）．純アルコール量は，図4に示した求め方で算出しますが，たとえば，5％のビールのロング缶（500 mL）には，20 gのアルコールが含まれています．また，お酒の種類によってアルコール度数は異なるので，適度な量も変わってきます（図5）．

ひとくちメモ
鍛えたら，飲めるようになった？
　ときおり，「最初は飲めなかったが，鍛えて飲めるようになった」という人がいます．アルコールの大部分はADH1BとALDH2によって代謝されるのですが，一部は，MEOS（ミクロゾームエタノール酸化系）などによって代謝されています．MEOSは遺伝にかかわらず，アルコールの常飲によって効果が強まるとされており，「鍛えて飲めるようになった」のはそのためだと考えられています．

第3章 生活習慣病の治療

なぜ，お酒はほどほどにしなきゃいけないの？

純アルコールの摂取量が1日に60gを超える人を「多量飲酒者」といいます．多量飲酒は，さまざまな病気や事故を引き起こします（図6）．生活習慣病では，アルコール性肝疾患は長期にわたる多量飲酒そのものが原因ですし，痛風はビールなどのアルコール摂取に伴う尿酸値の上昇が原因のひとつです．その他，高血圧や脂質異常症，糖尿病のほか，認知症なども多量飲酒によって発症リスクが上昇することがわかっています．そこで，節度ある適度な飲酒である「節酒」を目標とします（アルコール性肝疾患は，治療のため禁酒が必要です）．

なお，たとえばタクシーなどの職業運転手は乗務前にアルコール検知器による検査が義務化されています．肝臓でアルコールを代謝する能力は1時間で5gなので，ビールジョッキで乾杯し，日本酒を2

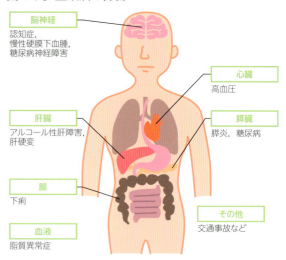

図6 | 多量飲酒の弊害

合飲むとほぼ半日，肝臓がアルコールを代謝するために働いていることになります（アルコール60g ÷ 5 = 12時間）．交通事故防止のためにも，節度ある適度な飲酒が大切です．

2 方　法

> **POINT**
> アルコール依存症のスクリーニングと節酒指導を行う

アルコール依存症のスクリーニング方法は？

アルコール依存症やアルコール性肝疾患は禁酒，それ以外は節酒指導からスタートします．アルコール依存症のスクリーニングには，CAGEやAUDITを用います（表1）．CAGEは①減酒（cut down）の必要性，②他者からの批判への煩わしさ（annoyed），③飲酒への罪悪感（guilty），④朝の迎え酒（eye-opener）の頭文字を取って，"CAGE"とよばれています．4問の質問中，2問以上当てはまればアルコール依存症の可能性が高いと判定され

ます．アルコール使用障害同定テスト（alcohol use disorders identification test：AUDIT）は，WHOが問題飲酒を早期に発見する目的で作成した質問票です．0～7点は問題飲酒なし，8～14点は問題飲酒，15～40点はアルコール依存症が疑われると判定します．

スクリーニングの結果，アルコール依存症が疑われる場合には，禁酒の必要性を説明し，専門の医療機関に紹介します．

節酒の支援の方法は？

アルコール依存症でないと考えられた場合でも，

表1 | CAGE

質　問	回　答
1. 飲酒量を減らさなければいけないと感じたことがありますか？	はい　いいえ
2. 他人があなたの飲酒を非難するので気にさわったことがありますか？	はい　いいえ
3. 自分の飲酒について悪いとか申し訳ないと感じたことがありますか？	はい　いいえ
4. 神経を落ち着かせたり，二日酔いを治すために，「迎え酒」をしたことがありますか？	はい　いいえ

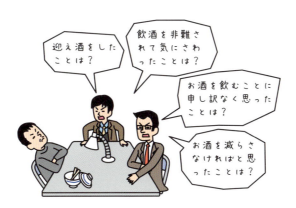

　問題飲酒に対して節酒の支援を行います．動機付け面接の手法を用いて節酒の重要性と自信を確認します（図7）．「いま，お酒を減らす重要性をどのくらい感じていますか」（重要性）と「もし，お酒を減らすとしたら，自信はどのくらいありますか？」（自信）を10点満点で尋ねます．

　重要性が低い場合には，飲酒と健康の関係について説明し，節酒のメリットとデメリットについて話し合います（表2）．このとき，まずはお酒を減らすデメリットについて尋ねます．そうすると，患者は「ストレスがたまる」「眠れない」などを挙げることが多いです．次に，お酒を減らすメリットについて尋ねてみます．そうすると，「肝臓の検査値が改善する」などを挙げることが多いです．そこで，それ以外にも「朝の目覚めがよくなる」など，現在患者が自覚している症状の改善が見込めることや，お酒にかかる金額が減るので経済的にもメリットがあることを伝えます．そして，デメリットについての考え方を修正したり，代替策を考えます．メリットがデメリットを上回れば，節酒に対する重要性が高まります．

　重要性が高まったら，「週に2日休肝日を作る」「ビールは500 mLまでにする」などの具体的な節酒目標を立てます．節酒への自信を高めるために，「缶ビールをまとめ買いしない」「缶ビールを冷蔵庫から1缶ずつ減らす」などの作戦を一緒に考えておくのも妙案です．

　具体的な目標が立ったら，飲酒日記をつけてもらいます．なお，こういった節酒支援プログラムをパッケージにしたものがあり，「HAPPYプログラム」（Hizen Alcoholism Prevention Program by Yuzuriha）とよばれています（図8）．

図7 重要性と自信の確認

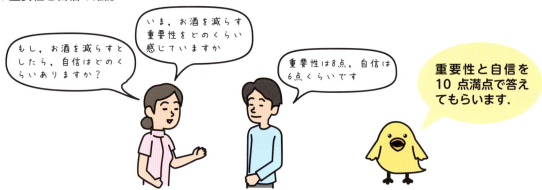

表2 節酒のメリットとデメリットの例

メリット	デメリット
検査値の改善	ストレスがたまる
症状の改善	飲まないと眠れない
酒代が浮く	飲みニュケーションが減る
缶ごみが減る	

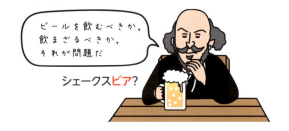

図8 HAPPYプログラム

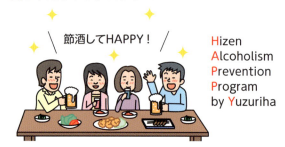

Hizen
Alcoholism
Prevention
Program
by Yuzuriha

飲んでハッピーではなくて，節酒してハッピーになるプログラム

禁酒・節酒に関する患者指導のポイント

糖質やプリン体よりもアルコール量に注意！

アルコール飲料を摂取するとき，血糖値が気になる人は糖質に，尿酸値が気になる人はプリン体にばかり注意を奪われていることがあります．しかし，アルコールそのものが多量に摂取すると健康に被害を及ぼすので，アルコール量に注目するように促します．

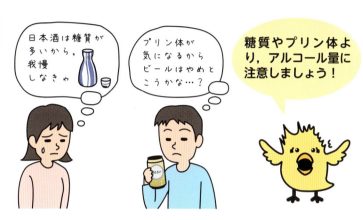

節酒の目標や方法は患者自身で選択してもらう！

具体的な節酒の目標や方法を決める際，医療者がそれを一方的に決めてはいけません．「もし，節酒するとしたら休肝日を作りますか，それとも1回に飲む量を減らしますか？」などと選択肢を提示し，患者自身に選んでもらいます．

もちろん，休肝日を入れれば，お酒の量の減少が期待されます．しかし，たとえば宴会などで飲み過ぎる人には，「水やウーロン茶などのチェイサーを挟む」「よく飲む人の横には座らない」といった1回に飲む量を少なくするための工夫をするよう，心がけてもらうのもよいアイデアです．

6 睡眠衛生

睡眠は健康を保つうえで不可欠なものです．睡眠不足は生活習慣病のほか，うつや事故などさまざまな危険をもたらします．よい睡眠がとれるよう，生活習慣や睡眠環境を整えることが必要です．

1 目 的

!POINT
よい睡眠をとるために，**生活習慣**や**睡眠環境**を整える

眠気はどのようにして起こる？

人間には体内時計があります．朝，目が覚めると，交感神経の活動度が高まってきます．そのときにセロトニンという物質が多く分泌し始めます．このセロトニンの働きで，いつでも活動できるスタンバイが整います．自動車でいうと，エンジンがかかっていて，いつでも走りだせる状態のことです．このセロトニンの働きが悪くなるとうつ状態になりやすくなります．夜になると，脳と身体を休息させるために，メラトニンというホルモンが分泌され，自然な眠りに導きます．このメラトニンは深部体温を低くし，眠気をもたらす働きをしています（図1）．

睡眠不足はなぜダメなの？

脳に疲れが溜まってきても，眠くなります．よい睡眠は，脳に活力を与えるのに対し，睡眠不足が蓄積した「睡眠負債」は事故や生活習慣病，うつ病になるリスクを高めます（図2）．

それでは，なぜ睡眠不足が生活習慣病に繋がるのでしょう．睡眠不足になると，脂肪から分泌される満腹ホルモンであるレプチンが減少し，胃から分泌される食欲ホルモンであるグレリンの分泌が増加するために，太りやすいホルモン環境になります（図3）．そうすると，食欲が増加しますが，そのときに塩辛いものや甘いものが食べたくなります．また，肥満や食欲増加によって，耐糖能異常やインスリン抵抗性が上がるため，2型糖尿病のリスクも高まります（図4）．

6. 睡眠衛生

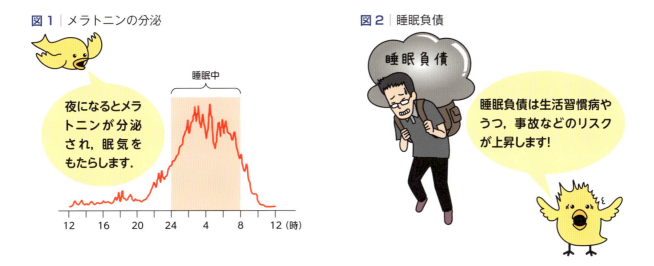

図1 メラトニンの分泌

図2 睡眠負債

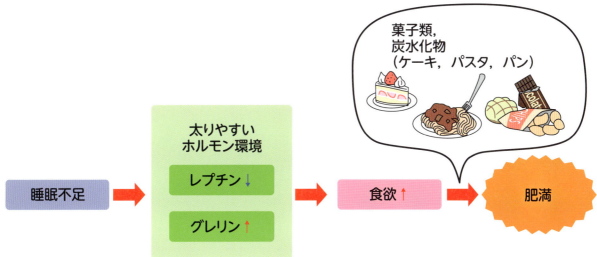

図3 睡眠不足と肥満の関係

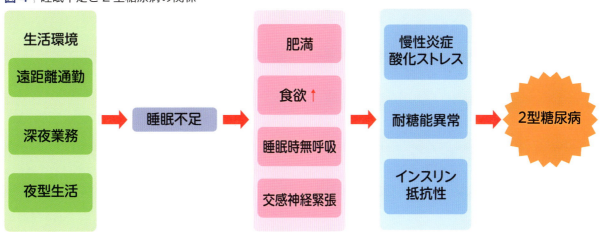

図4 睡眠不足と2型糖尿病の関係

なぜ睡眠不足になるの？

現代日本は24時間社会となり，そのライフスタイルは夜型化しています．深夜勤務や交代勤務で働く人の割合は20％を超え，よい睡眠をとることのできる人が激減しています（図5）．22時に寝る人は，1960年には約70％いたのに対し，2015年には27％に激減しています．また，睡眠時間そのものも減少し，1960年の8時間13分から2015年には7時間15分へと短くなっています（土曜日は7時間42分，日曜日は8時間3分）．

その一方で，高齢者からは「寝つきが悪い」「眠れない」などの訴えが出ることが多いです．これは，日中に昼寝をするなど睡眠習慣が乱れていることが原因のひとつとなっています（図6）．

そこで，睡眠衛生の目的は，よい睡眠をとるために，生活習慣や睡眠環境を整えることにあります．

図5 | 「眠らない」日本

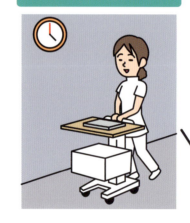
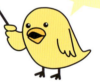

図6 | 高齢者の睡眠の異常

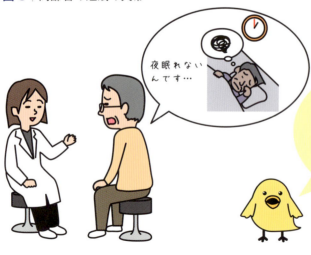
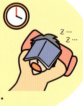

2 方　法

> **POINT**
> 睡眠の状況を確認し，よい睡眠環境を作るよう指導する

睡眠の状況をチェックする方法は？

まずは睡眠の状況のチェックが必要ですが，このとき，起床・就寝時刻のほか，寝つきの良さなども確認します．確認すべき睡眠の異常を**表1**にまとめました．30分以上かかるなら「入眠困難」が疑われます．夜中に何度も目が覚めたり，目が覚めた後に再度眠りにつくことができなくなるのが「中途覚醒」，予定していた時間より早く目覚めて眠れないのが「早朝覚醒」，眠りが浅くて熟睡が感じられないのが「熟眠障害」です．

さらに，平日と休日を分けて，睡眠時間を確認します．平日よりも休日の睡眠時間が2時間以上長い場合には，「睡眠負債」が疑われます．なお，睡眠で十分に休養がとれていない人の割合は2割にのぼります．

指導の方法は？

睡眠衛生の指導には，『健康づくりのための睡眠指針2014』を使うと便利です．よい睡眠が身体もこころも健康にし，生活習慣病の予防につながることを説明します．具体的には，起床時には屋外に出て日光を浴びるか，カーテンを少し開けておき，外の光を室内にとり入れるよう指導します．強い光は目を覚ますので，寝る前のテレビやスマホは厳禁です．寝室にテレビを置かないなど，環境面を整える指導も大切です（**図7**）．

表1 | 睡眠の異常

入眠困難	寝つくのに時間がかかる
中途覚醒	入眠後に何度も目が覚める，または目が覚めてから眠れなくなる
早朝覚醒	意図した時間より早く目が覚めてしまう
熟眠障害	眠りが浅く，熟睡感がない

図7 | 睡眠環境を整えるポイント

起床時

起きたら，日光を浴びる（カーテンを少し開けておく）

日中

昼寝は15時までにする（若年者では20分以内，高齢者なら30分以内）

夕方に適度な運動を行う（元気に歩く）

夜（寝る前）

カフェイン摂取を控える　寝酒をしない

テレビやスマホを見ない（寝室にテレビを置かない）

自分なりの方法でリラックスする

睡眠衛生に関する患者指導のポイント

睡眠時間は人それぞれ！

　睡眠時間には個人差があることが知られています．発明王エジソンのようなショートスリーパーの人もいれば，アインシュタインのようなロングスリーパーの人もいます．平均的な睡眠時間は年齢によっても異なります．25歳で7時間，45歳で6時間半，65歳で6時間と20年で30分ずつ，短くなっていきます．また，身体が必要としている以上の睡眠をとることはできません．「7～8時間の睡眠時間を確保しなければ」と，睡眠時間にこだわりすぎると，かえって睡眠が浅くなったり，「眠れない」と感じることも少なくありません．そこで，朝に心地よく目覚めて，仕事中に眠気で困らない程度の睡眠時間で十分であることを説明します．

　なお，熟年世代は長く寝床にいすぎないように，眠たくなってから寝床につくように指導します．

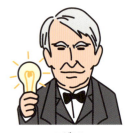
エジソン

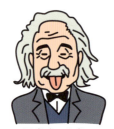
アインシュタイン

その人が必要な睡眠時間には大きな個人差があります．

寝酒はNG！

　確かに，アルコールには寝つきをよくする効果はあります．しかし，アルコールは，睡眠後半では逆に睡眠を浅くし，利尿作用もあることから，寝酒はお勧めできません．

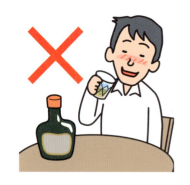

参考文献

第 1 章　生活習慣病の基礎知識

1. 生活習慣と生活習慣病
1) 内閣府：平成 29 年版高齢社会白書. 2017.
2) WHO: GLOBAL HEALTH RISKS : Mortality and burden of disease attributable to selected major risks. 2009. http://www.who.int/healthinfo/global_burden_disease/GlobalHealthRisks_report_full.pdf

2. 生活習慣病・生活習慣のデータ
1) 厚生労働省：平成 26 年患者調査. 2014.
2) 厚生労働省：平成 28 年国民健康・栄養調査. 2016.
3) 厚生労働省：平成 26 年度国民医療費の概況. 2014.
4) 厚生労働省：平成 27 年人口動態統計. 2015.

第 2 章　疾患別　知っておきたい知識とケア

1. 肥満・肥満症
1) 日本肥満学会：肥満症診療ガイドライン 2022. 2022.

2. 糖尿病
1) 国立国際医療研究センター：糖尿病情報センター http://dmic.ncgm.go.jp/
2) 日本糖尿病学会：糖尿病治療ガイド 2016-2017. 文光堂, 2016.
3) 厚生労働省：e- ヘルスネット 糖尿病. https://www.e-healthnet.mhlw.go.jp/information/metabolic/m-05-002.html

3. 高血圧
1) 日本高血圧学会高血圧治療ガイドライン作成委員会：高血圧治療ガイドライン 2019. 2019.
2) 厚生労働省：e- ヘルスネット 高血圧症. https://www.e-healthnet.mhlw.go.jp/information/metabolic/m-05-003.html

4. 脂質異常症
1) 厚生労働省：e- ヘルスネット 脂質異常症／高脂血症. https://www.e-healthnet.mhlw.go.jp/information/dictionary/metabolic/ym-029.html
2) 日本動脈硬化学会：動脈硬化性疾患予防ガイドライン 2022 年版. 2022.
3) 厚生労働省：e- ヘルスネット 酸化 LDL. https://www.e-healthnet.mhlw.go.jp/information/dictionary/metabolic/ym-028.html
4) 東京都病院経営本部：食事療法のすすめ方 脂質異常症の食事. http://www.byouin.metro.tokyo.jp/eiyou/koushi.html#link06

5. メタボリックシンドロームと特定健診・特定保健指導
1) 厚生労働省：e- ヘルスネット メタボリックシンドローム. https://www.e-healthnet.mhlw.go.jp/information/metabolic
2) 厚生労働省：標準的な健診・保健指導プログラム【平成 30 年度版】 https://www.mhlw.go.jp/stf/seisakunitsuite/bunya/0000194155.html

6. 痛風・高尿酸血症
1) 日本痛風・核酸代謝学会ガイドライン改訂委員会：高尿酸血症・痛風の治療ガイドライン第 2 版. メディカルレビュー社, 2010.
2) 厚生労働省：e- ヘルスネット 高尿酸血症. https://www.e-healthnet.mhlw.go.jp/information/metabolic/m-05-007.html

7. 脂肪肝
1) 日本消化器病学会：NAFLD/NASH 診療ガイドライン 2014. 南江堂, 2014.
2) 日本消化器病学会：患者さんとご家族のための NAFLD/NASH ガイド. 2016. https://www.jsge.or.jp/guideline/disease/pdf/04_nafldr.pdf

3) 厚生労働省：e- ヘルスネット 脂肪肝. https://www.e-healthnet.mhlw.go.jp/information/dictionary/metabolic/ym-033.html

8. 慢性腎臓病
1) 日本腎臓学会：エビデンスに基づく CKD 診療ガイドライン 2023. 2023.

9. 閉塞性睡眠時無呼吸症候群
1) 日本呼吸器学会：睡眠時無呼吸症候群（Sleep Apnea Syndrome：SAS）. http://www.jrs.or.jp/modules/citizen/index.php?content_id=42

第 3 章　生活習慣病の治療

1. 減量とリバウンド予防
1) 厚生労働省：e- ヘルスネット 行動変容ステージモデル. https://www.e-healthnet.mhlw.go.jp/information/exercise/s-07-001.html

2. 食事療法
1) 厚生労働省：「日本人の食事摂取基準」（2015 年版） https://www.mhlw.go.jp/stf/seisakunitsuite/bunya/kenkou_iryou/kenkou/eiyou/syokuji_kijyun.html

3. 運動療法
1) 加東市：今日から即できる！サンサンエクササイズ. 2011. http://www.city.kato.lg.jp/ikkrwebBrowse/material/files/group/25/33challenge2011_ekusasaizu.pdf

4. 禁　煙
1) 厚生労働省：e- ヘルスネット 禁煙の効果. https://www.e-healthnet.mhlw.go.jp/information/tobacco/t-08-001.html
2) 厚生労働省：e- ヘルスネット 禁煙治療ってどんなもの？ https://www.e-healthnet.mhlw.go.jp/information/tobacco/t-06-007.html

5. 禁酒・節酒
1) 厚生労働省：e- ヘルスネット 飲酒と J カーブ. https://www.e-healthnet.mhlw.go.jp/information/alcohol/a-03-001.html
2) 久里浜医療センター：CAGE. http://www.kurihama-med.jp/alcohol/cage.html
3) 厚生労働省：e- ヘルスネット AUDIT https://www.e-healthnet.mhlw.go.jp/information/dictionary/alcohol/ya-021.html

6. 睡眠衛生
1) 厚生労働省：健康づくりのための睡眠指針 2014. 2014. http://www.mhlw.go.jp/file/06-Seisakujouhou-10900000-Kenkoukyoku/0000047221.pdf

コラム

COPD
1) Fukuchi Y, et al: COPD in Japan: the Nippon COPD Epidemiology study. Respirology, 9（4）:458-465, 2004.

歯周病
1) 厚生労働省：e- ヘルスネット歯周病と全身の状態 糖尿病と歯周病の双方向性 https://www.e-healthnet.mhlw.go.jp/information/teeth/h-03-012.html

大腸がん
1) 日本生活習慣病予防協会：大腸がん http://www.seikatsusyukanbyo.com/guide/colorectal-cancer.php

骨粗鬆症
1) 日本整形外科学会：骨粗鬆症 https://www.joa.or.jp/public/sick/condition/osteoporosis.html

索　引

【 日 本 語 】

あ

アカルボース ····················· 32
アディポサイトカイン ················ 17
アディポネクチン ··················· 18
アルコール ····················· 67,116
　　──依存症 ··················· 118
　　──性肝炎 ···················· 69
　　──性肝硬変 ·················· 69
　　──性肝疾患 ················· 118
　　──性脂肪肝 ·················· 69
　　──度数 ···················· 117
　　──の代謝経路 ··············· 117
アログリプチン ···················· 32
アロプリノール ···················· 66

い

異所性脂肪 ······················ 19
一次予防 ························ 50
一酸化炭素 ····················· 110
胃バイパス術 ····················· 22
胃バンディング術 ·················· 22
いびき ······················ 81,85
イプラグリフロジン ················· 32
インクレチン ····················· 25
インスリン ····················· 25,31
　　──抵抗性 ·············· 18,26,43
　　──分泌不全 ·················· 26
インターバル速歩 ················· 103

う

ウェイトサイクリング ················ 21
ウエスト周囲径 ················· 54,56
　　──の測定位置 ················ 56
ウォーキング ···················· 103
腕立て伏せ ····················· 105
運動療法 ·················· 21,72,102
　　──の方法 ··················· 103

──の目的 ··················· 102
運動歴 ························ 107

え

栄養素 ························ 94
エゼチミブ ····················· 50,72
壊疽 ·························· 27
エネルギー ······················ 94
　　──代謝異常 ·················· 16
エプワース眠気尺度 ················ 83
エボロクマブ ····················· 50
塩分量 ························ 42

か

拡張期血圧 ····················· 35
褐色脂肪細胞 ···················· 17
家庭血圧 ······················ 38
仮面高血圧 ····················· 36
がん ························· 110
肝がん ························ 69
肝硬変 ························ 69
肝生検 ······················ 71,73
肝臓 ························· 68

き

喫煙 ······················ 7,51,58
気道 ························· 81
休肝日 ························ 121
境界域高 LDL コレステロール血症 ···· 48
境界域高 non-HDL コレステロール血症··· 48
虚血性心疾患 ···················· 27
禁煙 ·················· 7,58,78,109,110
　　──外来 ···················· 112
　　──支援 ···················· 112
　　──の方法 ··················· 112
　　──のメリット ················· 111
　　──の目的 ··················· 110
　　──補助薬 ··················· 112
禁酒 ······················ 116,118

──の方法 ··················· 118
──の目的 ··················· 116
筋トレ ························ 103
筋肉量 ························ 76

く

グリクラジド ····················· 32
グリニド薬 ······················ 32
グリベンクラミド ··················· 32
グリメピリド ····················· 32
グルカゴン ······················ 25
グレープフルーツジュース ············ 42
グレリン ······················ 122

け

経鼻的持続陽圧呼吸療法 ············· 84
血圧 ························· 34
血清クレアチニン ·················· 75
血清シスタチン C ·················· 76
血清総コレステロール ··············· 48
血清尿酸値 ····················· 65
血清尿素窒素 ···················· 76
血栓 ························· 46
血糖コントロール ················· 28,43
血糖自己測定 ···················· 31
血糖値 ···················· 25,29,98
　　──スパイク ·················· 25
血糖パターンマネジメント ············ 31
ケトン体 ······················ 96
減塩 ····················· 39,42,78
健康寿命 ····················· 4,103
健康的な生活習慣 ················· 3
減量 ····················· 78,88,96
　　──手術 ···················· 21
　　──の方法 ··················· 91
　　──の目的 ··················· 88

こ

高 LDL コレステロール血症 ········ 48,51

高 non-HDL コレステロール血症 ······48
降圧薬 ·································39
交感神経·······························122
抗菌薬 ·································79
高血圧 ··························34,53,78
　──の合併症 ·····················36
　──の検査 ·······················38
　──の診断 ·······················38
　──の分類 ·······················37
高血糖 ·································53
　──症状 ·························27
高脂血症 ·······························44
交通事故 ·······························118
抗てんかん薬 ·························79
行動変容ステージ ···············91,115
高トリグリセライド血症 ··········48,51
高尿酸血症·····························62
　──の検査 ·······················65
　──の診断 ·······················65
抗パーキンソン病薬 ···············79
抗肥満薬·······························21
呼気 CO 濃度 ·························112
骨折 ···································109
骨粗鬆症·······························109
骨密度 ·································109
細切れ運動 ·························107
コレステロール ···············45,51

さ

酸化 LDL ·······························46

し

糸球体 ·································75
　──濾過量 ·······················75
自己注射 ·······························31
脂質異常·······························53
脂質異常症·····························44
　──の検査 ·······················48
　──の診断 ·······················48
　──の治療 ·······················50

歯周病 ·································43
持続血糖測定 ·························31
舌 ·····································19
シタグリプチン ·····················32
脂肪 ·······························96,101
脂肪肝 ·································68
　──の検査 ·······················71
　──の診断 ·······················71
　──の治療 ·······················72
　──の分類 ·······················69
脂肪吸引·······························23
脂肪細胞·······························16
脂肪性肝疾患 ·························69
脂肪滴 ·································16
収縮期血圧 ·························35
熟眠障害 ·······························125
受動喫煙·······························111
寿命 ···································4
純アルコール量 ·····················117
小腸コレステロールトランスポーター
阻害薬 ·································50
消費エネルギー ·····················16
ショートスリーパー ···············126
食塩の摂取基準 ·····················39
食事指導·······························97
食事療法·······················21,39,72,94
　──の方法 ·······················95
　──の目的 ·······················94
職場高血圧·····························36
食品表示·······························100
食物繊維·······························101
女性ホルモン ·························109
腎移植 ·································74
心血管疾患·····························110
腎硬化症·······························75
人工透析·······························74
腎臓 ···································74
身体活動量 ·························106
腎不全 ·································74

す

膵臓 ···································25
推定エネルギー必要量 ···············95
睡眠 ···································122
睡眠衛生·······························122
　──の方法 ·······················125
　──の目的 ·······················122
睡眠環境·······························125
睡眠時間·······························126
睡眠の異常 ·························125
睡眠負債 ·······················122,125
睡眠不足·······························122
スクワット·····························105
スタチン·························50,72
ステロイド·····························66
スリーブ状胃切除術 ···············22
スリーブバイパス術 ···············22
スルホニル尿素薬·············32,79
スロージョギング ···············103

せ

生活習慣·······························3
生活習慣病·····························2
　──の患者数 ·····················11
　──の原因 ·······················3
　──の死亡者数·····················11
　──の通院率 ·····················10
　──の罹患率 ·····················9
セーフティウォーキング ···········103
積極的支援·····························61
節酒 ·······················66,85,109,116,118
　──指導 ·························118
　──の方法 ·······················118
　──の目的 ·······················116
摂取エネルギー ·····················16
　──量 ·························94

そ

造影剤 …………………………… 79
早朝覚醒 ……………………… 125
早朝高血圧 …………………… 36

た

タール …………………………… 110
ダイエット ……………… 89,96,115
大柴胡湯 ……………………… 22
代謝異常 ……………………… 56
代謝症候群 …………………… 52
代謝上は健康的な肥満 ………… 54
体重計 ………………………… 91
体重減少 ……………………… 26
体重測定 ……………………… 91
体重のヨーヨー現象 …………… 21
大腸がん ……………………… 101
大網 …………………………… 18
ダッシュ食 ………………… 39,96
ダパグリフロジン ……………… 32
タバコ ………………………… 110
多量飲酒者 …………………… 118
炭水化物 …………………… 51,96,98
たんぱく質 ………………… 79,96

ち

チアゾリジン薬 ……………… 32,72
地中海食 ……………………… 96
中性脂肪 ……………………… 46
中途覚醒 ……………………… 125
腸間膜 ………………………… 18
鎮痛・解熱薬 ………………… 79

つ

痛風 …………………………… 62,118
　——結節 ……………………… 64
　——の症状 …………………… 64
　——の診断 …………………… 65

　——発作 …………………… 64,67

て

低 HDL コレステロール血症 ……… 48
低栄養 ………………………… 11
低エネルギー食 ……………… 96
低血糖 ………………………… 28
　——症状 ……………………… 28
低脂肪食 ……………………… 96
低炭水化物食 ………………… 96
テネリグリプチン ……………… 32

と

動機付け ……………………… 23
動機付け支援 ………………… 61
糖質 ………………… 25,51,121
透析予防食 …………………… 79
糖尿病 ……………… 24,43,78
　——ケトアシドーシス ………… 28
　——食 ……………………… 79
　——神経障害 ………………… 28
　——性腎症 ………… 28,75,78
　——の合併症 ………………… 27
　——の検査 …………………… 29
　——の症状 …………………… 26
　——の診断 …………………… 29
　——の治療 …………………… 30
　——網膜症 …………………… 28
動脈硬化 ………… 17,27,36,46,53
　——の予防 …………………… 50
ドーパミン …………………… 110
特定健康診査（特定健診）……… 58
特定保健指導 ………………… 58
トホグリフロジン ……………… 32
トランス脂肪酸 ……………… 51
トリグリセライド ……………… 46,48

な

内臓脂肪 …………… 18,23,52,54,97

ナテグリニド …………………… 32

に

ニコチン ……………………… 110
　——依存 …………………… 110
　——依存度 ………………… 112
　——ガム …………………… 112
　——パッチ ………………… 112
二次予防 …………………… 48,50
入眠困難 …………………… 125
尿酸 …………………………… 63
　——塩結晶 …………………… 64
　——降下薬 …………………… 66
　——産生過剰型 ……………… 64
　——生成抑制薬 ……………… 66
　——値 ……………………… 64
　——排泄促進薬 ……………… 66
　——排泄低下型 ……………… 64
　——プール …………………… 63
尿路結石 ……………………… 66
妊娠糖尿病 …………………… 26

ね

寝酒 …………………………… 126
寝たきり ……………………… 109
熱産生 ………………………… 17
眠気 ………………………… 81,122

の

脳梗塞 ………………………… 27

は

肺機能 ………………………… 7
白衣高血圧 …………………… 36
白色脂肪細胞 ………………… 17
バレニクリン ………………… 112
ハンドグリップ法 ……………… 41

ひ

非アルコール性脂肪肝 ················· 69
非アルコール性脂肪性肝炎 ············· 69
非アルコール性脂肪性肝疾患 ·········· 69
ピオグリタゾン ······················· 32
皮下脂肪 ························· 18,23
ビグアナイド薬 ··················· 32,72
久山町スコア ························· 48
肥満 ····················· 12,16,85,122
　――サイクル ···················· 108
　――症 ··························· 20
　――の検査 ······················ 20
　――の診断 ······················ 20
　――の治療 ······················ 21
標準的な質問票 ······················ 58
ビルダグリプチン ····················· 32
昼寝 ······························ 124

ふ

ふいご機能 ·························· 35
腹部エコー検査 ······················ 71
腹部生体インピーダンス法 ············· 54
ブコローム ·························· 66
腹筋 ······························ 105
ブドウ糖 ···························· 25
ブホルミン ·························· 32
プラーク ···························· 46
プラバスタチン ······················ 50
プリン体 ··················· 63,67,121
フレイルサイクル ···················· 102
プロベネシド ························ 66

へ

平均寿命 ····························· 4
閉塞性睡眠時無呼吸症候群 ············· 80
　――の合併症 ····················· 83
　――の原因 ······················ 81
　――の検査 ······················ 83
　――の症状 ······················ 81

　――の診断 ······················ 83
　――の治療 ······················ 84
ベンズブロマロン····················· 66

ほ

防已黄耆湯 ·························· 22
防風通聖散 ·························· 22
泡沫細胞 ···························· 46
飽和脂肪酸 ·························· 51
ポーションコントロール ··············· 97
ボグリボース ························ 32

ま

マウスピース ························ 84
マジンドール ························ 22
慢性糸球体腎炎 ··················· 75,78
慢性腎臓病 ·························· 74
　――の検査 ······················ 75
　――の診断 ······················ 75
　――の治療 ······················ 78

み

ミグリトール ························ 32
ミクロゾームエタノール酸化系 ······ 117
ミチグリニド ························ 32

む

無呼吸 ·························· 19,81
　――低呼吸指数 ··················· 84

め

メタボリックシンドローム ········· 19,52
　――の検査 ······················ 54
　――の診断 ······················ 54
メトホルミン ························ 32
メラトニン ·························· 122

も

モーニングサージ型高血圧············· 36
目標体重 ···························· 88

や

夜間高血圧 ·························· 36
やせ ······························ 12

ゆ

有酸素運動 ························· 103

ら

ランゲルハンス島 ···················· 26

り

離脱症状 ··························· 114
リナグリプチン ······················ 32
利尿薬 ····························· 40
リバウンド ····················· 88,90,93

る

ルセオグリフロジン ·················· 32

れ

レパグリニド ························ 32
レプチン ··························· 122

ろ

ロングスリーパー ··················· 126

【 数 字 ・ 外 国 語 】

数字

1 型糖尿病 ･････････････････････････ 26
2 型糖尿病 ･･････････････････ 26,30,122

A

α- グルコシダーゼ阻害薬 ･･････････ 32
α 遮断薬 ･･････････････････････････ 40
ACE 阻害薬 ･･････････････････････ 40
ADH1B ･････････････････････････ 116
AHI ･･････････････････････････････ 84
ALDH2 ･････････････････････････ 116
ALT ･･････････････････････････････ 71
ARB ･･･････････････････････････ 40,72
AST ･･････････････････････････････ 71
AUDIT ･････････････････････････ 118

B

β 遮断薬 ･･････････････････････････ 40
BMI ･････････････････････････ 20,30,95
BUN ･･････････････････････････････ 76

C

CAGE ･････････････････････････ 118
Ca 拮抗薬 ･････････････････････ 39,42
CGM ･････････････････････････････ 31
CKD ･･････････････････････････････ 74

COPD ･････････････････････････････ 7
CPAP ･････････････････････････････ 84

D

DPP-4 阻害薬 ･･････････････････････ 32

E

eGFR ･････････････････････････････ 76
eGFRcys ･････････････････････････ 77

F

FRAX ･･･････････････････････････ 109

G

γ -GTP･････････････････････････････ 71
GFR ･･････････････････････････････ 75
GLP-1 受容体作動薬 ･･･････････････ 31

H

HAPPY プログラム ･･･････････････ 119
HbA1c ････････････････････････ 29,30
HDL コレステロール ･････････････ 45,48

L

LDL コレステロール ･･･････････････ 45

M

MEOS ･･･････････････････････････ 117

N

NAFL ･････････････････････････････ 69
NAFLD ････････････････････････････ 69
NASH･･････････････････････････････ 69
NSAIDs ･･････････････････････････ 66,79

O

OSAS･･････････････････････････････ 80

P

PAI-1 ･･････････････････････････････ 18
PCSK9 阻害薬･･･････････････････････ 50
PNPLA3 遺伝子 ･･･････････････････ 70

S

SGLT2 阻害薬 ･･･････････････････････ 32
SMBG ･････････････････････････････ 31

T

TNF- α ･･･････････････････････････ 18

著者略歴
坂根 直樹（さかね なおき）
京都医療センター臨床研究センター予防医学研究室 室長
1989年自治医科大学医学部卒業，1989年京都府立医科大学第1内科研修医，1991年より地域医療に従事（大江病院，弥栄町国保病院，綾部市立病院，大宮町国保直営大宮診療所）．2001年神戸大学分子疫学分野（旧衛生学）助手，2003年より現職．日本肥満学会賞，日本栄養・食糧学会学会賞（奨励賞），日本内分泌学会研究奨励賞等を受賞．LancetやDiabetesなど英文原著は200編以上．予防医学研究室のモットーは「楽しくてためになる」であり，個別化医療の研究をしている．自主的な学習会（さんまの会）を作り，「楽しくてためになる健康教育」の普及に努めている．NHK「きょうの健康」などテレビ出演なども多数．

まるごとわかる！ 生活習慣病

2018年10月2日　1版1刷　　　　　　©2018
2024年1月30日　　4刷

著　者
坂根直樹（さかね なおき）

発行者
株式会社 南山堂　代表者 鈴木幹太
〒113-0034　東京都文京区湯島 4-1-11
TEL 代表 03-5689-7850　www.nanzando.com

ISBN 978-4-525-50141-9

JCOPY ＜出版者著作権管理機構 委託出版物＞
複製を行う場合はそのつど事前に（一社）出版者著作権管理機構（電話03-5244-5088，FAX 03-5244-5089, e-mail: info@jcopy.or.jp）の許諾を得るようお願いいたします．

本書の内容を無断で複製することは，著作権法上での例外を除き禁じられています．また，代行業者等の第三者に依頼してスキャニング，デジタルデータ化を行うことは認められておりません．